Kay Bartrow

Der kleine Coach für Ischias und ISG

Die besten Übungen gegen Schmerzen und Steifigkeit

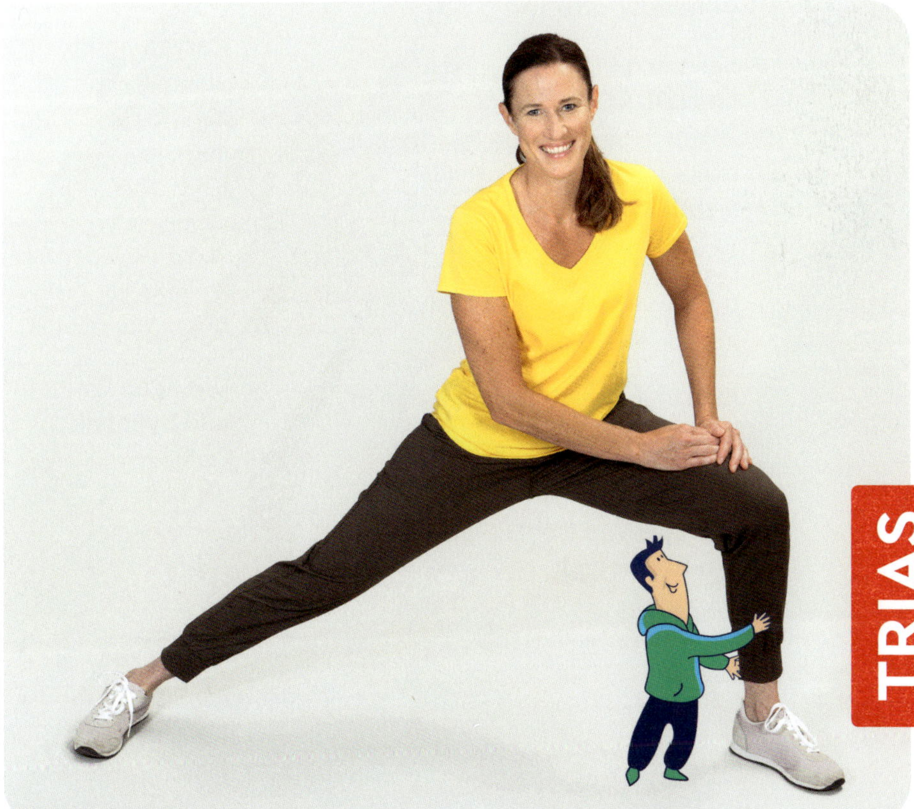

TRIAS

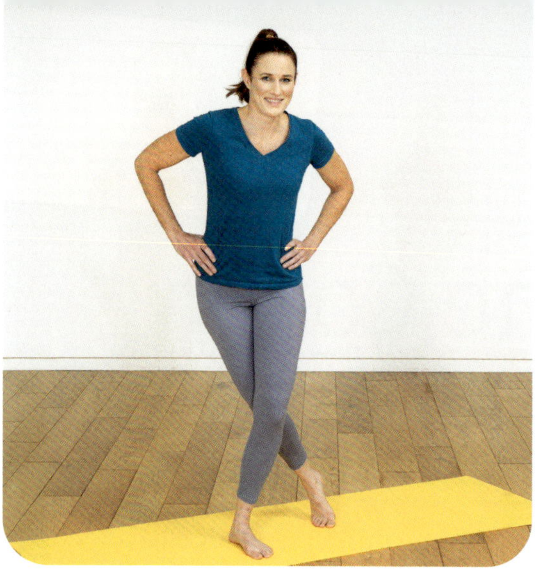

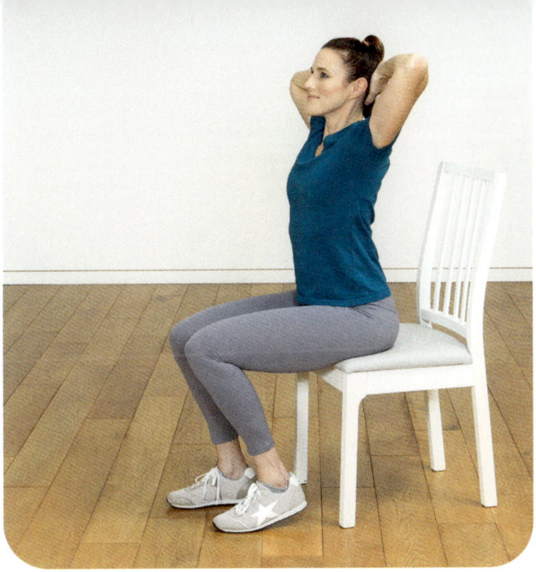

Exkurse

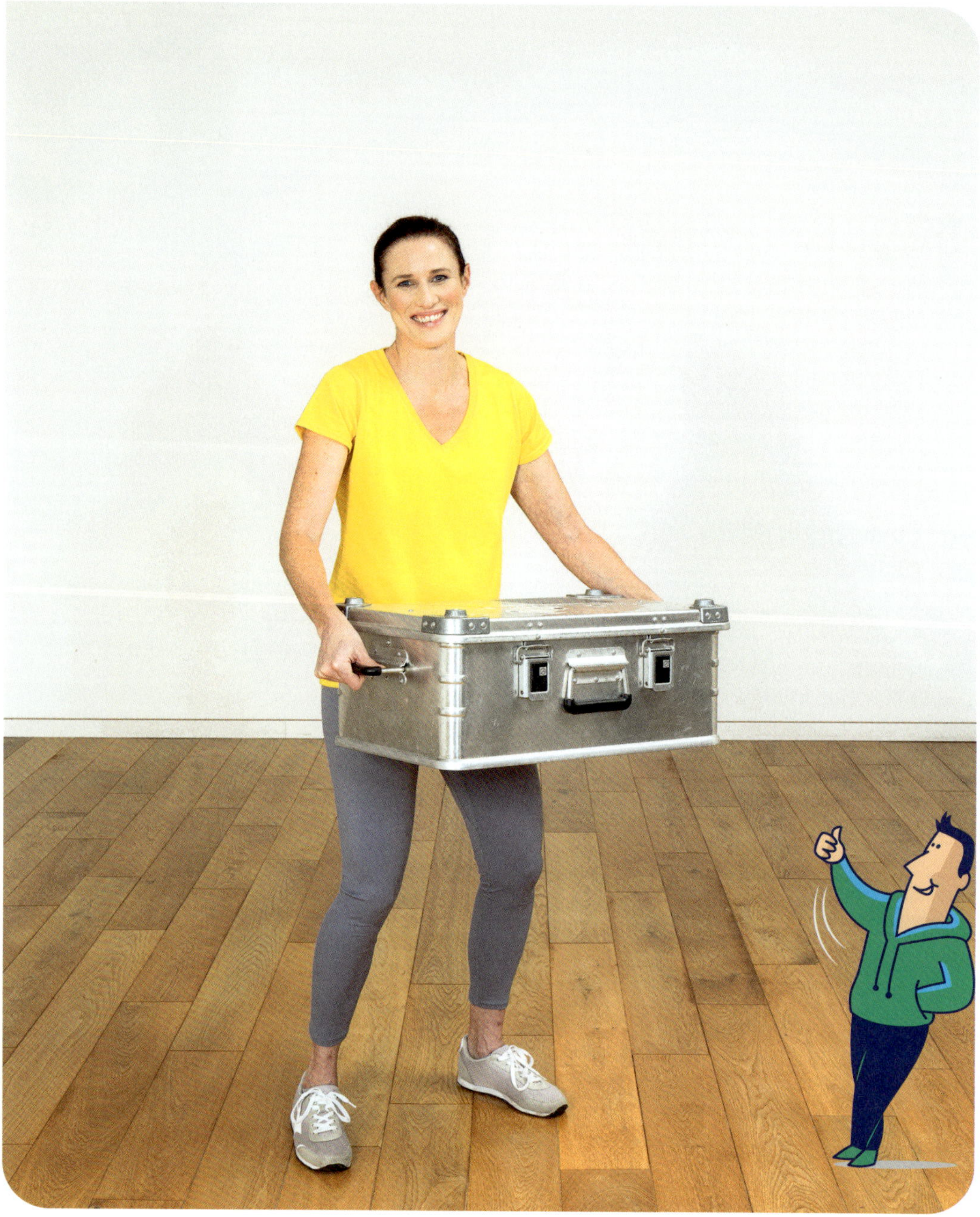

Liebe Leserinnen und Leser,

Ischias- und Iliosakralgelenk-Beschwerden gehören zu den häufigsten Ursachen von Rückenschmerzen. Die Symptome können vom Ziehen im Rücken bis zu ausstrahlenden Schmerzen in Beine und Füße reichen und den Alltag massiv beeinträchtigen.

Oft suchen wir die Ursache im letzten Bücken, Heben oder in einer bestimmten Bewegung. Doch in den seltensten Fällen ist ein einzelner Auslöser verantwortlich. Vielmehr wirken viele Faktoren zusammen: zu wenig Bewegung, Stress, einseitige Belastungen oder eine ungünstige Ernährung, Schlaf- und Flüssigkeitsmangel. All das kann das »Schmerzfass« zum Überlaufen bringen.

Dieses Buch will Ihnen helfen, besser zu verstehen, wie Ischias und ISG funktionieren – und vor allem, was Sie selbst tun können, um akute Beschwerden zu lindern und Rückfällen vorzubeugen. Neben kompaktem Wissen finden Sie eine Vielzahl an erprobten Bewegungs- und Kräftigungsübungen, die Sie Schritt für Schritt zu mehr Beweglichkeit, Stabilität und Lebensqualität führen.

Bewegung und Regeneration sind die Schlüssel. Wer lernt, mit ihnen bewusst umzugehen, legt die Basis für ein gesundes, aktives Leben.

Auf gutes Gelingen mit besten Grüßen aus Balingen
Kay Bartrow

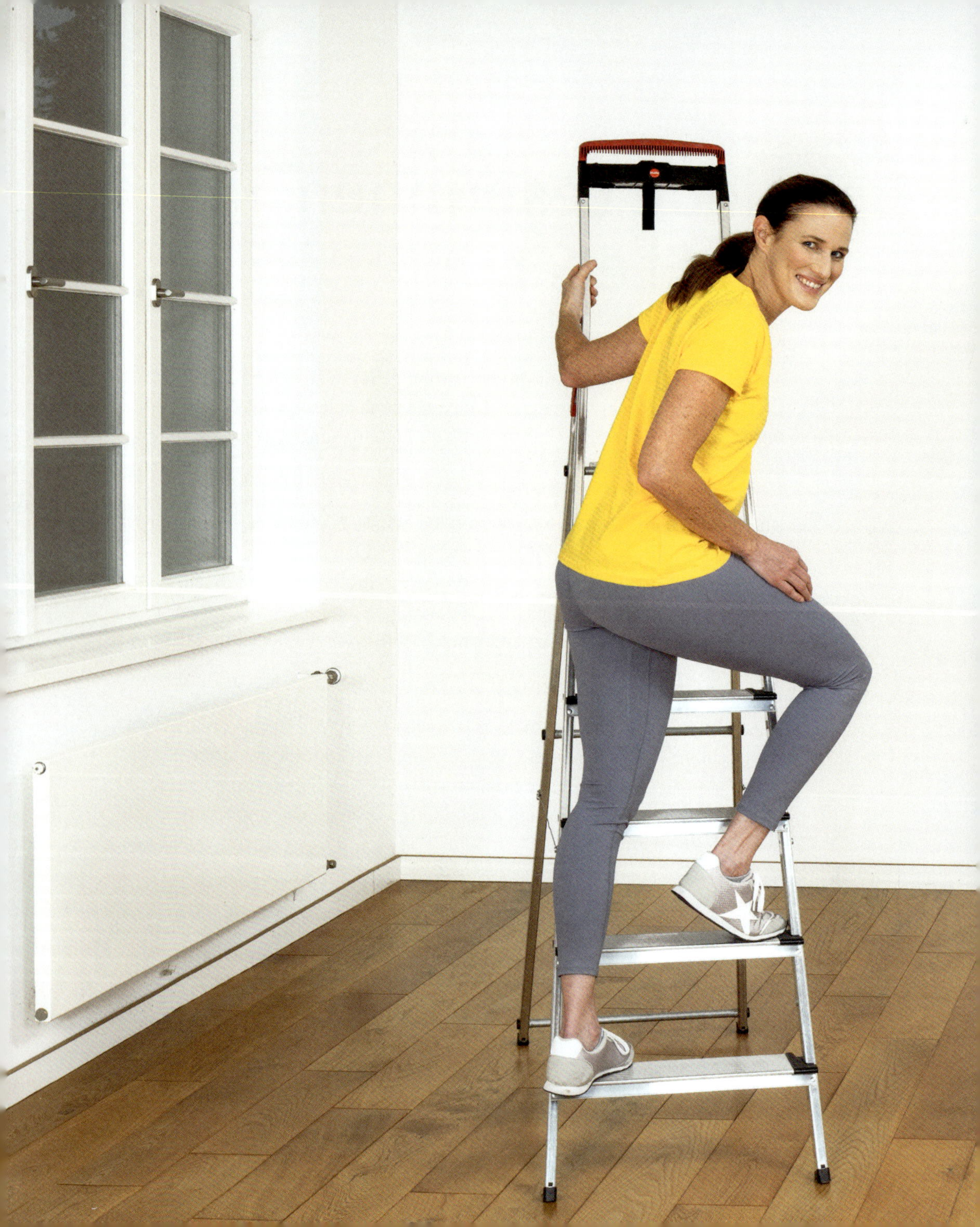

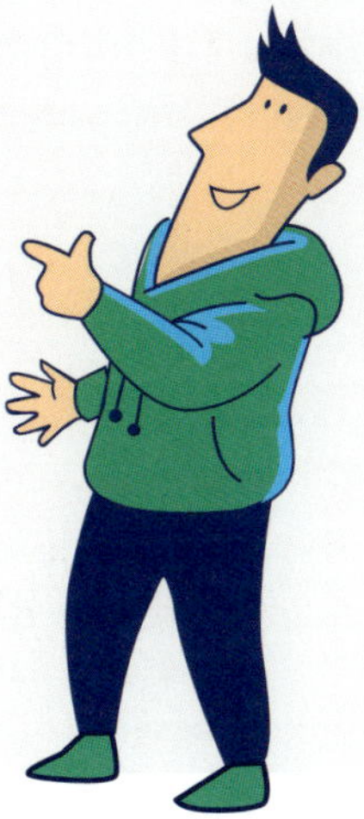

Ischiasnerv und Iliosakralgelenk verstehen

Wissen ist der erste Schritt zur Selbsthilfe: Verstehen, was im Körper passiert, schafft Klarheit und Sicherheit.

Schmerzphänomene: Ischias und ISG

Ischias- und ISG-Beschwerden zählen zu den häufigsten Ursachen für Rückenschmerzen – sie betreffen Millionen Menschen und sind oft hartnäckig.

Schmerzen im unteren Rücken gehören zu den verbreitetsten gesundheitlichen Problemen überhaupt. Besonders häufig treten dabei zwei Formen auf: Beschwerden im Zusammenhang mit dem Ischiasnerv und Störungen im Iliosakralgelenk (ISG). Beide sind in der Bevölkerung weit verbreitet, können sehr unangenehm sein und Betroffene im Alltag stark einschränken.

Ischiasbeschwerden äußern sich typischerweise durch ausstrahlende Schmerzen, die vom unteren Rücken bis ins Bein ziehen. ISG-Probleme zeigen sich hingegen eher durch tiefsitzende Schmerzen im Bereich des Beckens, die oft mit Bewegungseinschränkungen verbunden sind.

Obwohl die Ursachen unterschiedlich sein können, haben beide Beschwerdebilder eines gemeinsam: Sie zählen zu den häufigsten Gründen, warum Menschen ärztliche oder physiotherapeutische Hilfe suchen. Solche Hilfe in Anspruch zu nehmen ist absolut sinnvoll: Wissen und aktive Übungen zur Verbesserung von Beweglichkeit und Kraft steigern die Selbstwirksamkeit.

»Ischias« – was ist das eigentlich?

Der Begriff »Ischias« für ein Schmerzphänomen ist eigentlich irreführend, denn Ischias heißt der auslösende Nerv, nicht der Schmerz selbst. Der Ischiasnerv (Nervus ischiadicus) ist einer der größten Nerven des menschlichen Körpers. Er entspringt im unteren Rücken (im Bereich der Lenden- und Kreuzwirbelsäule), verläuft durch das Becken und zieht dann über das Gesäß an der Oberschenkelrückseite entlang bis in die Kniekehle. Von dort teilt er sich in kleinere Nervenstränge auf, die bis in Unterschenkel, Füße und Zehen führen.

Auf seinem Weg durchläuft der Ischiasnerv mehrere Engstellen, an denen er leicht irritiert oder unter Druck geraten kann – zum Beispiel im Bereich des Gesäßmuskels (Piriformis-Muskel) oder zwischen Muskeln und Bindegewebe im Oberschenkel. Genau diese anatomische Lage erklärt, warum Ischiasbeschwerden so oft auftreten und warum die Symptome nicht nur im Rücken, sondern bis in die Beine hinein spürbar sein können.

Wenn dieser wichtige Nerv gereizt oder unter Druck gesetzt wird, kann das weitreichende Folgen haben. Genau das meinen wir, wenn wir im Alltag von Ischiasbeschwerden sprechen. Ischias, Hexenschuss oder Lumbago – egal wie man es nennt: es schmerzt im unteren Rücken und zieht in die Rückseite der Beine über Oberschenkel, Kniekehle, Wade; manchmal reichen die ausstrahlenden Beschwerden bis in den Fuß und die Zehen.

Die Schmerzen entstehen, wenn der Ischiasnerv auf seinem Weg vom unteren Rücken bis zu den Füßen irgendwo irritiert wird. Meist führt zu viel Druck zu dieser Reizung – Druck ist in unserem Körper Schmerzursache Nummer Eins. Der ungünstige Druck kann von einer zu hohen Gewebespannung (Muskeln, Faszien, Nervenhüllen), einer Überbelastung, einer monotonen Körperhaltung, von Bandscheibenveränderungen oder auch von einer entzündlichen Grundsituation kommen. Eine entzündliche Grundsituation kann neben einem hohen Druck auch durch viel Stress, ungünstige Ernährung (viel Zuckerkonsum), zu wenig Erholung und Regeneration, Schlafmangel oder eine zu geringe Trinkmenge entstehen. Die durch den Druck entstehende Übersensibilisierung von Geweberezeptoren löst dann die Schmerzwahrnehmung aus. Dabei können Symptome wie Schmerz, Kribbeln oder ein ausstrahlendes Gefühl im gesamten Nervenverlauf auftreten: also im unteren Rücken, im Gesäß, an der Oberschenkelrückseite, im Wadenbereich bis zu den Füßen und Zehen. Alles, was mit dem Ischiasnerv in Verbindung steht, kann betroffen sein.

Der Ischiasnerv zieht sich durch die gesamte untere Hälfte des Körpers.

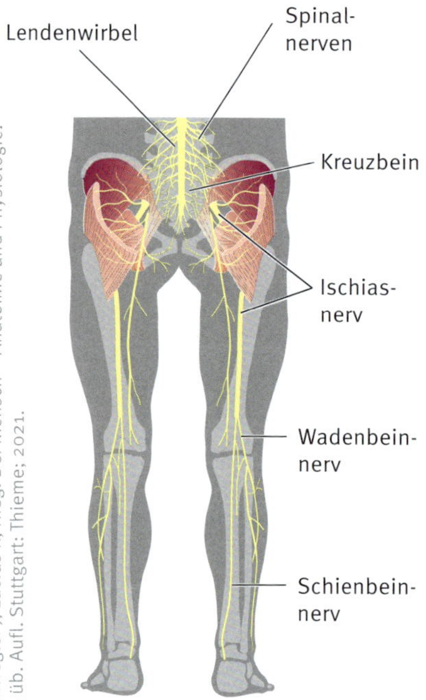

Schwegler J, Lucius R, Hrsg. Der Mensch – Anatomie und Physiologie. 7., üb. Aufl. Stuttgart: Thieme; 2021.

Ischiasbeschwerden erkennen

Die Bandbreite an Hinweisen auf eine Ischias-Problematik ist vielfältig. Typische Symptome sind ausstrahlende Beschwerden (wie z. B. Schmerzen, Taubheitsgefühle, Kribbeln oder ein Spannungsgefühl) entlang der Oberschenkelrückseite bis zur Kniekehle. Diese Symptomengruppe stellt sozusagen den Klassiker der Ischiasbeschwerden dar. Aber auch ein- oder beidseitige lokale Schmerzen im Bereich der unteren Lendenwirbelsäule (NSLBP: non specific low back pain) oder Schmerzen im Gesäßbereich sind nicht untypisch bei einer Reizung des Ischiasnervs. Es muss dabei nicht zwingend ein richtiger Schmerz spürbar sein: Häufig berichten Betroffene auch über ein konstantes Druckempfinden oder eine zunehmende Bewegungssteifigkeit von Hüfte oder unterem Rücken.

Viele Patientinnen und Patienten berichten bei Ischiasbeschwerden von linienförmig ausstrahlenden Schmerzen in die Rückseite des Oberschenkels bis zum Knie oder in die Wade; manchmal reichen diese auch bis in den Fuß- und Zehenbereich. Häufig ist der Schmerzverlauf deckungsgleich mit dem anatomischen

Verlauf der peripheren Nerven des Ischias. Punktuelle Schmerzen oder Druckempfindungen finden sich häufig an typischen Engstellen – etwa mittig im Gesäß (Piriformis-Muskel), unterhalb der Pobacke (wo der Nerv zwischen Muskeln und Sehnen hindurchtritt), oder auch an der Außenseite der Kniegelenke. Dies sind Bereiche, in denen der Ischiasnerv entweder sehr oberflächlich verläuft oder besonderem Druck durch umgebende Muskeln, Sehnen oder Knochen ausgesetzt ist. Auch lokale Beschwerden in der Lendenwirbelsäule selbst werden häufig beschrieben.

Vom Charakter her ist ein brennender, stechender, bohrender oder einschießender Schmerz typisch für eine Nervenirritation. Daneben können vegetative Begleitsymptome wie Übelkeit (selten bis zum Erbrechen), kalte Hände oder übermäßiges Schwitzen mit von der Partie sein. Treten Kribbeln, pelziges Gefühl oder Ameisenlaufen (ein kribbelndes Gefühl auf der Haut, als krabbelten Ameisen auf ihr) auf, spricht man von sogenannten Parästhesien oder Dysästhesien – Missempfindungen, die auf einen gestörten Nerv hinweisen. Schwerwiegendere neurologische Symptome sind Taubheit, also der komplette Gefühlsverlust in einem Körperbereich, und Kraftminderung bis hin zur Lähmung.

Im Alltag kann sich der Schmerz plötzlich in bestimmten Situationen verstärken, vor allem bei Körperhaltungen oder Aktivitäten, die eine vermehrte Spannung des Ischiasnervs auslösen. Dazu gehören das Anziehen von Socken, Schuhe oder Hose, ins Auto ein- oder aussteigen, Hinsetzen oder Aufstehen. Die gesteigerte Spannung verstärkt kurzfristig die Symptome. Nicht selten meiden Betroffene solche Aktivitäten und entwickeln Ausweichstrategien, um die unangenehmen Bewegungen zu umgehen. Die ist im akuten Fall auch absolut legitim. Langfristig jedoch gilt: Je eher man wieder zu normalen Bewegungen im Alltag zurückkehrt, desto schneller und nachhaltiger klingen die Beschwerden ab.

Bandscheibenveränderungen als Ursache

Bandscheibenveränderungen sind eine häufige, aber meist überschätzte Ursache von Ischiasbeschwerden. In vielen Fällen reguliert sich der Körper von selbst.

Eine häufige Ursache für Ischiasbeschwerden ist eine Veränderung der Bandscheiben – auch wenn längst nicht jede Veränderung Schmerzen bereitet. Im Gegenteil: Die meisten Veränderungen bleiben völlig unbemerkt. Jeder Mensch hat bis zu zwei Bandscheibenvorfälle im Leben, ohne irgendetwas davon zu bemerken.

Dass sich Bandscheiben verändern, ist völlig normal. Das ist ein normaler Anpassungsprozess an Belastungen und den täglichen Gebrauch. Viele Veränderungen verlaufen dabei völlig ohne Symptome und wir bekommen die Vorgänge überhaupt nicht mit. Kommen jedoch mehrere ungünstige Faktoren zusammen, kann eine Bandscheibenveränderung Beschwerden wie z. B. eine Ischiasreizung verursachen, indem sie Druck auf den Nerv ausübt.

Zur Einordnung: In Deutschland werden jährlich mehr als 26 Millionen Menschen aufgrund von Rückenschmerzen behandelt. Der Anteil der bandscheibenbedingten Beschwerden liegt dabei lediglich bei 180 000. Das zeigt, wie häufig Rückenschmerzen zwar vorkommen – und wie selten die Bandscheiben die Hauptursache sind.

Die drei Stadien von Bandscheibenveränderungen

Bandscheibenveränderungen können in drei Stadien oder Erscheinungsformen eingeteilt werden.

Protrusion: Dabei stellt die sogenannte »Vorwölbung« (Protrusion) das erste und leichteste Stadium dar. Hier drückt der Bandscheibenkern auf den noch intakten

Faserring und sorgt so für eine Druckerhöhung auf die umliegenden Strukturen.

Prolaps: Vom »Bandscheibenvorfall (Prolaps) spricht man, wenn der Faserring einreißt und Bandscheibenkerngewebe austritt. Es kann verstärkt Druck auf umliegende Strukturen (v. a. den Nerv) ausüben.

Sequester: Im dritten Stadium, der »Ablösung« (Sequester) kann sich das ausgetretene Gewebe ablösen – es bildet ein sogenanntes Sequester.

Bei allen Bandscheibenveränderungen hat der Körper eine gute Chance zur Selbstheilung. Operative Eingriffe sind nur bei starken und lange bestehenden neurologischen Symptomen notwendig, wie Lähmungen oder Gefühlsverlust.

Wichtige Bandscheibenfakten

- Bei 80–90 % aller Bandscheibenveränderungen verschwinden die Symptome wieder vollständig innerhalb von 6 bis 12 Wochen.
- Nach einem Jahr ist bei 80 % aller Bandscheibenvorfälle in der Bildgebung (MRT oder CT) nichts mehr vom Bandscheibenvorfall zu sehen.
- Mit 96 % haben Sequesterbildungen, als stärkste Ausprägung eines Bandscheibenvorfalls, die höchste Rückbildungsrate – unser Körper kann also auf schwere Veränderungen am besten reagieren.

Die drei Stadien von Bandscheibenveränderungen

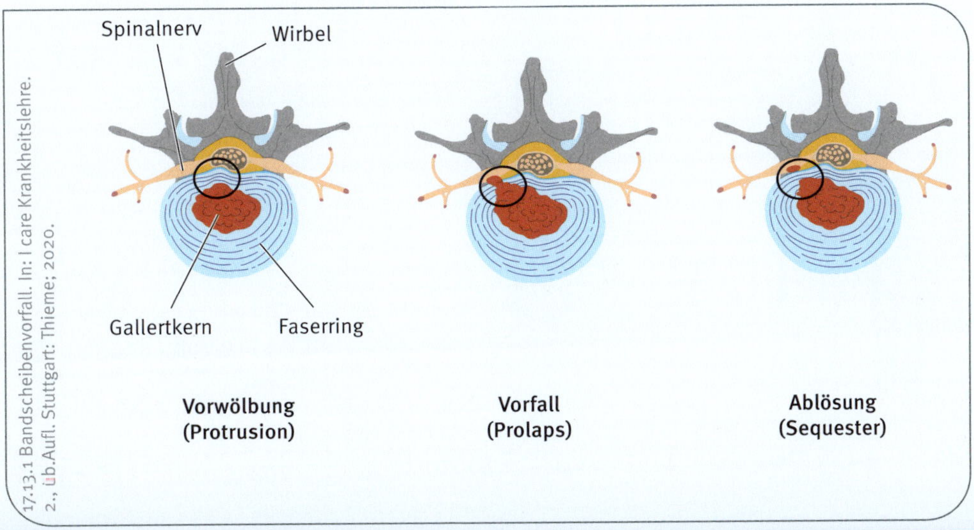

Unspezifische und spezifische Rückenschmerzen

Um die eigenen Beschwerden besser einordnen zu können, ist es hilfreich, zwischen unspezifischen und spezifischen Rückenschmerzen zu unterscheiden.

Unspezifische Rückenschmerzen

Es schmerzt, es zieht ins Bein, aber bei der ärztlichen Untersuchung wird keine Erklärung für die Beschwerden gefunden, Knochen und Gelenke zeigen keine Auffälligkeiten, Verletzungen oder Erkrankungen. Das ist, auch wenn viele Patientinnen und Patienten es erst einmal nicht so sehen können, eine gute Nachricht: Es gibt keine Erkrankungen oder Verletzungen, die eine spezielle Therapie erfordern. Immerhin 80 %–90 % aller Rückenschmerzen fallen in die Kategorie »unspezifisch«, haben also keine klare oder gar gefährliche Ursache. Unspezifische Rückenschmerzen verschwinden in der Regel nach etwa sechs Wochen von alleine wieder.

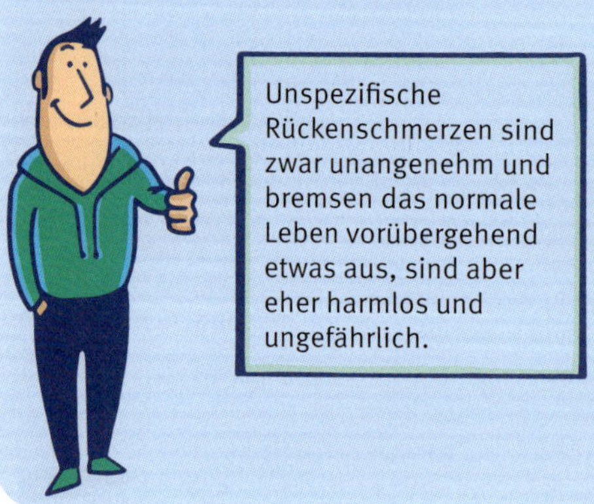

Spezifische Rückenschmerzen

Rückenschmerzen werden dann als spezifisch eingestuft, wenn sie eindeutig auf eine bestimmte Ursache, wie z. B. einen Knochenbruch, eine Stenose (Einengung des Wirbelkanals oder des Nervenaustrittslochs), Arthrose oder auf einen Bandscheibenvorfall zurückzuführen sind. Solche Ursachen liegen allerdings nur bei 10–20 % aller Fälle vor. Bei spezifischen Rückenschmerzen muss die Grunderkrankung (z. B. der Knochenbruch oder der Bandscheibenvorfall) behandelt werden. Die Regenerationszeit variiert je nach Ursache. Hinweis auf eine spezifische Ursache kann z. B. ein Sturz sein, ungewöhnlich starke Schmerzen mit Taubheit oder Lähmung. Auch Schmerzen, die bei kleinster Aktivität sofort sehr stark bis unerträglich werden, können auf eine ernsthafte Erkrankung hindeuten.

Diagnosen bei Ischiasbeschwerden

Für Rückenschmerzen mit Beteiligung des Ischiasnervs gibt es unterschiedliche medizinische Bezeichnungen. Die gängigsten lauten:

- Lumboischialgie
- Ischialgie
- lumbales Nervenwurzelreizsyndrom
- Radikulopathie
- Lumbalsyndrom
- radikuläres Syndrom

Diese Bezeichnungen werden in der Praxis häufig synonym benutzt. Gemeint sind damit im Wesentlichen ausstrahlende Rückenschmerzen durch eine Nervenreizung. Der Volksmund bezeichnet die Beschwerden auch als Hexenschuss oder Lumbago.

Wie lange dauert »Ischias«?

Der Verlauf von Ischiasschmerzen ist sehr individuell und hängt von vielen Faktoren ab. Üblicherweise verschwinden sie jedoch innerhalb weniger Tage bis Wochen; man spricht dann von akuten Schmerzen – hierunter fallen alle Vorkommnisse, die sechs Wochen oder weniger andauern und dann wieder verschwinden. Ab sechs Wochen Schmerzdauer werden Schmerzen als subakut bezeichnet. Geht die schmerzhafte Zeit über 12 Wochen hinaus, kann von einer chronischen Schmerzproblematik ausgegangen werden. Geht der Schmerz nach einer schmerzfreien Zeit von sechs oder mehr Monaten erneut wieder los, wird das als rezidivierender – also wiederkehrender – Schmerz bezeichnet.

Die Regeneration von Rückenschmerzen kann durch angepasste Bewegung, Aktivität und Training, ausreichende Flüssigkeitszufuhr, gesunde und ausgewogene Ernährung und Zeit für Erholung (Ruhephasen) unterstützt werden. Je mehr Dinge Sie tun, die Ihnen gut bekommen, desto schneller bekommen Sie Ihre Rückenprobleme in den Griff.

Verweildauer von Rückenschmerz

Rückenschmerz	Dauer
akut	bis zu 6 Wochen
subakut	von 6 bis 12 Wochen
chronisch	mehr als 12 Wochen

Wann geht man besser zum Arzt?

Bei Rückenbeschwerden, egal ob durch den Ischias oder das ISG bedingt oder auch durch eine andere Ursache, gibt es bestimmte Warnzeichen, bei denen unbedingt eine ärztliche Abklärung erfolgen sollte. Die Nervenversorgung für Blase und Darm kommt aus den unteren Etagen der Lendenwirbelsäule. Bei schwerwiegenden Störungen oder langwierigen Schmerzverläufen kann eine Störung der Blasen- und Darmfunktion auftreten, etwa wenn Urin oder Stuhl nicht mehr kontrolliert werden können oder sich gar nicht mehr entleeren lassen (Kaudasyndrom). Bei einer Harn- oder Stuhlstörung sollten Sie schnellstmöglich einen Arzt aufsuchen.

Bei einer Ischiasirritation kann es im ungünstigen Fall zu ausgeprägter Lähmung oder Gefühlsverlust kommen. Wenn Sie einen Fuß nur noch sehr schwer oder gar nicht mehr anheben können, Sie an der Oberschenkelrückseite oder der Außenseite Berührungen nicht mehr spüren, gehen Sie bitte unverzüglich zum Arzt. Sensibilitätsauffälligkeiten, die eine ärztliche Untersuchung erfordern, können auch im Intimbereich zwischen den Beinen lokalisiert sein, ebenso kommt es vor, dass Betroffene Zehen oder Füße nicht mehr richtig spüren.

Auch nachlassende Schmerzen bei gleichzeitig zunehmender Lähmung oder Gefühlstaubheit können ein Anzeichen für eine Nervenschädigung sein und sollten zur Sicherheit ärztlich abgeklärt werden.

Bildgebende Untersuchungen (Röntgen, MRT, CT) sind bei normalen Rückenschmerzen üblicherweise nicht nötig oder können sogar irreführend sein, da sie häufig altersbedingte Veränderungen zeigen, die nicht zwingend etwas mit den akuten Beschwerden zu tun haben.

Das heißt: Nicht alles, was man auf einem Röntgenbild oder im MRT sehen kann, verursacht tatsächlich Beschwerden. Wir bemerken diese Veränderungen oft nicht einmal, bis wir sie auf einem Bild sehen. Bei Hinweisen auf eine ernsthafte Erkrankung oder Verletzung hingegen ist eine bildgebende Untersuchung zur Ausschlussdiagnostik anzuraten. Indikationen sind z. B. starke Schmerzen, lang anhaltende Taubheit oder Lähmung, eine Blasen- oder Darmstörung oder ein Schmerzzustand nach einem Sturz.

Generell gilt: Wenn Ihre Symptome über mehr als zwei Wochen ohne Veränderung fortbestehen, auch wenn Sie bereits Übungen oder andere Strategien zur Verbesserung ohne Erfolg anwenden, sollten Sie einen Arzt aufsuchen.

Das Iliosakralgelenk (ISG) und seine Dysfunktionen

Obwohl das Iliosakralgelenk (ISG) nur eine sehr geringe Beweglichkeit von ein paar Millimetern besitzt, kann es starke Beschwerden bereiten und den Alltag nachhaltig unangenehm beeinträchtigen. Die beiden ISG (eines links, eines rechts) verbindet die beiden Beckenschaufeln (Ilium) mit dem Kreuzbein (Sakrum), sie liegen also jeweils zentral im Becken.

Zu den Hauptaufgaben dieser Beckengelenke gehört die Verteilung von Belastungen (Bewegung und Druck) zwischen Becken, Wirbelsäule und den Beinen. Das Gelenk wird durch die Kräfte der Bauch-, Rücken- und Beckenmuskeln gesteuert und ist über Bänder und Faszien auch mit dem Beckenboden sowie den inneren Organen verbunden. Bei Druckveränderungen in diesen Verbindungen kann das ISG empfindlich reagieren und Symptome wie Schmerz oder Bewegungssteifigkeit auslösen.

Das Iliosakralgelenk hat eine zentrale Funktion im Körper.

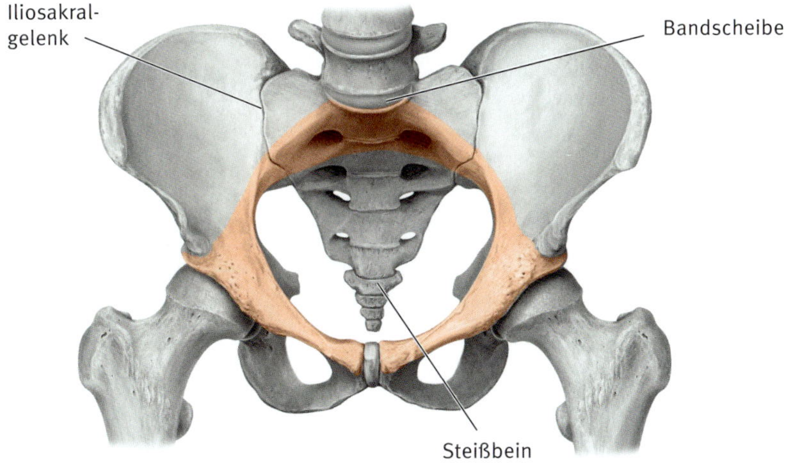

Schünke M, Schulte E, Schumacher U. PROMETHEUS LernAtlas der Anatomie.Allgemeine Anatomie und Bewegungssystem. Illustrationen von Voll M und Wesker K. 6. Aufl. Stuttgart: Thieme; 2022

Das ISG mit all seinen Verbindungen wirkt an der Bewegungssteuerung des Oberkörpers mit, überdies erfüllt es eine Stoßdämpferfunktion in der Belastungsverteilung zwischen Ober- und Unterkörper. Gerade diese vielfältigen Verbindungen durch Muskeln, Bänder, Faszien und vor allem die hohe Dichte an Nerven und Rezeptoren zur Wahrnehmung können dieser Körperregion manchmal zum Verhängnis werden. Stimmt das Zusammenspiel von Muskeln, Bändern und Nerven nicht, können selbst alltägliche Belastungen – etwa langes Sitzen, ungewohnte Gartenarbeit, schnelle Drehbewegungen oder ruckartiges Bücken – die persönliche Belastungsgrenze überschreiten. Ab diesem Punkt treten Symptome auf, die den Alltag bestimmen können. Durch Training kann diese Grenze wieder angehoben werden.

In der Region zwischen der unteren Lendenwirbelsäule und den Beckengelenken verlaufen zahlreiche Nerven. Dieses dichte Geflecht macht das Gebiet besonders empfindlich gegenüber Belastungen und Risikofaktoren – schnell ist hier ein Nerv gereizt. Vor allem Druck spielt hier eine Rolle: Er ist die Hauptursache für Schmerzen in unserem Körper. In Bereichen mit großer Nervendichte kann er sich besonders leicht aufbauen und wird auch schneller als Schmerz wahrgenommen.

Häufige Symptome

Zu den häufigsten Beschwerden im ISG-Bereich gehören Schmerzen und Bewegungssteifigkeit. Auch ausstrahlende Empfindungen, ziehend, kribbelnd oder schmerzhaft, sind möglich. Typischerweise sitzt der Schmerz dabei im unteren

Steckbrief ISG-Symptome

Hauptsymptome	zusätzliche Symptome	Verstärkungsfaktoren
• Einseitiger tiefer Schmerz • ausstrahlende Beschwerden ins Bein • Bewegungssteifigkeit im unteren Rücken und Hüftgelenk • kribbelige, pelzige Beine • Belastungsschmerz	• Verdauungsprobleme • Hüftschmerzen • Knieschmerzen • Symptome am Fuß • Symptome an der Schulter • Leistenschmerzen/Druckgefühl	• langes Sitzen oder Stehen • ruckartige Bewegungen • pressen beim Stuhlgang (wenn vorhanden: ärztlich abklären lassen!!)

Rücken und in der Beckenregion, während die Bewegungseinschränkungen vor allem die Lendenwirbelsäule und die Hüftgelenke betreffen – also genau die Gelenke, die das Becken direkt beeinflussen. Manche Betroffene beschreiben ein dumpfes Druckgefühl, das sich vom Becken über das Gesäß bis in die Beine ziehen kann. Viele berichten auch von tiefsitzenden einseitigen Beschwerden, die sich besonders bei statischen Belastungen wie langem Sitzen oder Stehen verstärken.

Die wohl wichtigste Erkenntnis aus 30 Jahren klinischer Erfahrung: Symptome sind variabel und unterscheiden sich von Mensch zu Mensch – Schmerz ist ein individuelles Erlebnis mit vielseitigen Einflussfaktoren.

Diagnosen bei Beschwerden im Bereich des ISG

Medizinische Diagnosen sollen primär das Problem lokalisieren, um weitere Untersuchungen zur Abgrenzung und vor allem Therapiestrategien zu ermöglichen. Störungen des ISG werden medizinisch häufig als ISG-Syndrom, ISG-Reizung, ISG-Blockade oder auch als ISG-Arthrose bezeichnet. Diese Diagnosen beschreiben im Wesentlichen eine Funktionsstörung der Beckengelenke, ohne dabei eine spezifische Ursache anzugeben.

ISG-Blockierung – Fakt oder Fiktion?

Kann das ISG blockieren oder rausspringen? Keine Sorge, das ist so gut wie ausgeschlossen.

Liegt eine Bewegungssteifigkeit im Bereich des Iliosakralgelenks vor, kann sich das anfühlen, als wäre das Gelenk in irgendeiner Weise blockiert oder verschoben. Zur Beruhigung: Das ISG kann nicht einfach verrutschen, oder sich verschieben – dazu wären enorme Kräfte erforderlich, wie bei einem Unfall oder einem sehr heftigen Sturz. Gewöhnliche Alltagsaktivitäten reichen dafür nicht aus. Wenn Sie also weder gestürzt noch verunglückt sind, können Sie beruhigt sein: Ihr ISG ist mit an Sicherheit grenzender Wahrscheinlichkeit immer noch an der richtigen Stelle und in der normalen anatomischen Position.

Der Begriff »Blockierung« beschreibt hier eher die empfundene Wahrnehmung. Die Ursache für dieses »Blockierungsgefühl« ist zu hoher Druck im umgebenden Muskel- und Fasziengewebe. Der Druck wirkt vor allem auf die Nerven und führt zu einer vorübergehenden Bewegungs- und Belastungsintoleranz. Die Bewegungsunwilligkeit verbreitet sich auch gerne in der Lendenwirbelsäule und den Hüftgelenken, was die Empfindung von Unbeweglichkeit steigern kann. Bewegung und dosierte Aktivität sind dann die besten Optionen, um wieder belastbar und schmerzfrei zu werden. Da Bewegung ebenfalls den Druck im Gewebe verändert, kann es dabei kurzzeitig zu einer zusätzlichen Druckverstärkung – und somit auch zu einer Symptomverstärkung kommen. Diese ist eine vorübergehende Schutzmaßnahme des Körpers, auf die er gerne wieder verzichtet, wenn ihm dosiert beigebracht wurde, dass Bewegungen keine Gefahr darstellen.

Der Sinn dieser Symptomverstärkung ist eher eine Warnung (der Körper signalisiert quasi »Unzufriedenheit mit der Gesamtsituation«), als ein direktes Zeichen dafür, dass etwas »kaputt« oder verletzt ist. Schmerz erfüllt in unserem Körper primär eine Warnfunktion, ähnlich einer Alarmanlage. Diese kann durch ungünstige Lebensfaktoren oder positive Erlebnisse unterschiedlich scharf gestellt sein: Je mehr ungünstige Faktoren vorhanden sind, desto schneller löst Ihr Alarmsystem aus. Können Sie hingegen auf mehr positive Erfahrungen zurückblicken, wird Ihr System eher gelassener reagieren und Sie bekommen ungünstige Veränderungen leichter wieder in den Griff. Sobald das Nervensystem erkannt hat, dass die Druckveränderung keine Gefahr darstellt, können Bewegungsreize gezielt zur Verbesserung der Symptome eingesetzt werden.

Lassen Sie sich nicht verunsichern: Auch wenn es sich vielleicht »komisch anfühlt« und Sie Angst haben, durch körperliche Aktivität etwas zu verschlimmern: Bewegung ist immer noch das beste Mittel gegen Schmerzen am Bewegungsapparat. Der menschliche Körper ist für Bewegung und Belastung gemacht; wir sind so konstruiert, dass wir enormen Belastungen standhalten können. Wenn wir auf die Errungenschaften und Fortschritte der Menschheit zurückblicken, hat uns gerade diese Fähigkeit immer wieder das Überleben gesichert – und das wird auch in Zukunft so sein.

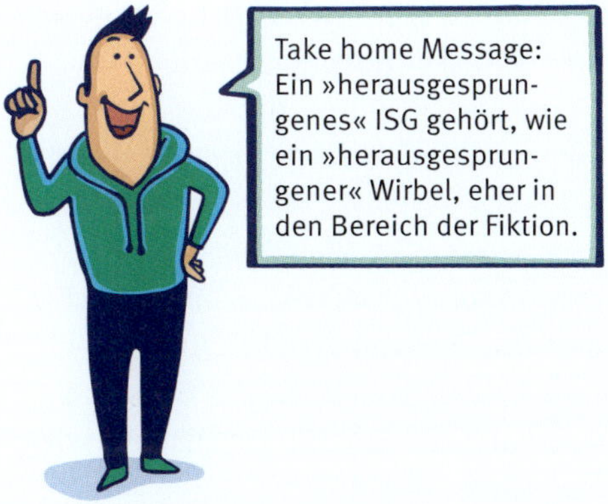

Risikofaktoren für Schmerzen in Ischias und ISG

Gerade weil so viele Faktoren eine Rolle spielen – von körperlicher Belastung über Stress bis hin zu individuellen Gewohnheiten – lohnt es sich, genauer hinzusehen:

Welche Risikofaktoren begünstigen das Auftreten von Beschwerden im Bereich des Ischiasnervs und des ISG? Und wie können wir durch gezielte Strategien unsere Rückengesundheit schützen?

Wenn der Rückenschmerz durch den Körper fährt, fragen wir uns ganz automatisch: »Was habe ich (falsch) gemacht? Warum tut es jetzt weh?« Oft wird dann die letzte Bewegung oder Tätigkeit als Ursache gesehen – etwa das Bücken im Haushalt, eine Stunde Gartenarbeit oder eine Sporteinheit.

Tritt der Schmerz beim Bücken auf, ist die Reaktion: »Bücken tut mir nicht gut!« Erleiden wir bei der Gartenarbeit einen Rückenschmerz, folgern wir: »Ich kann keine Gartenarbeit mehr machen!« Spüren wir bei sportlicher Aktivität einen Rückenschmerz, verteufeln wir die Sportart und haben den scheinbar Schuldigen gefunden.

Überschlagen wir hingegen kurz, wie häufig wir uns in unserem Leben bücken, Gartenarbeit erledigen oder unsere Sportart ausüben, wie oft und intensiv wir unseren Körper belasten, ohne einen Rückenschmerz dabei zu spüren, ist die Schlussfolgerung nicht mehr ganz so logisch. Die Ursachen für ein Schmerzerleben sind vielfältiger, als es uns lieb ist, und Schmerzen sind nicht ausschließlich von einer einzigen Aktion abhängig. Die Aktion ist allerhöchstens der Tropfen, der das Fass sprichwörtlich zum Überlaufen bringt. Nach fast 30 Jahren klinischer Arbeit mit meinen Patientinnen und Patienten kann ich Ihnen versichern, dass das Wissen um die wahren Ursachen für Schmerzentstehung ein absoluter Gamechanger ist.

Um das besser zu verstehen, möchte ich Ihnen ein Bild mitgeben, das mir in meiner Arbeit mit Patientinnen und Patienten seit vielen Jahren hilft: das Schmerzfass.

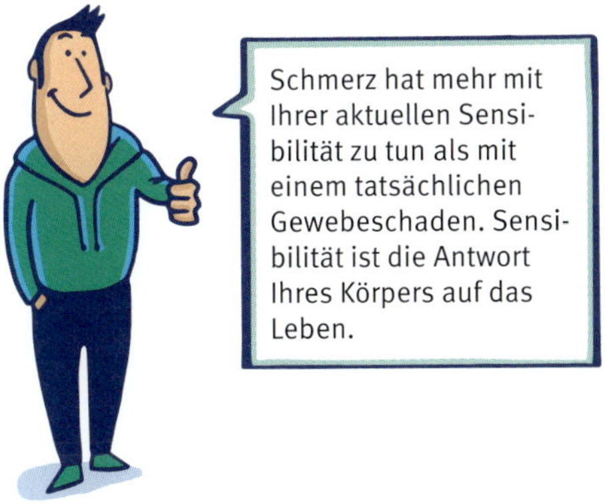

Das »Rückenschmerz-Fass«

Stellen Sie sich ein Fass vor. In dieses kommen alle möglichen Reize, die Ihnen im Lauf Ihres Lebens widerfahren. Körperliche und psychische Belastungen beginnen, Ihr Fass zu füllen. Ab einer bestimmten Füllmenge fangen Sie an, sich unwohl zu fühlen; wenn die maximale Füllmenge erreicht ist, durchfährt ein Rückenschmerz Ihren Körper. Das Fass ist voll!

Die Grenze, ab der das Unwohlsein beginnt, ist von der Tagesform abhängig: Sie sind nicht jeden Tag gleich belastbar, die Schwelle verändert sich entsprechend. Muskelspannungen, Gelenkdruck oder allgemein unangenehme Empfindungen machen Ihnen das Leben schwer. An manchen Tagen können Sie eindeutig mehr ab: Die Dosis macht den Rückenschmerz.

Je mehr dieser ungünstigen Faktoren sich bei Ihnen ansammeln und je weniger hilfreiche Gegenmaßnahmen Sie zum Ausgleich zur Verfügung haben und auch anwenden, desto dichter rückt Ihr Körper an einen Schmerz heran.

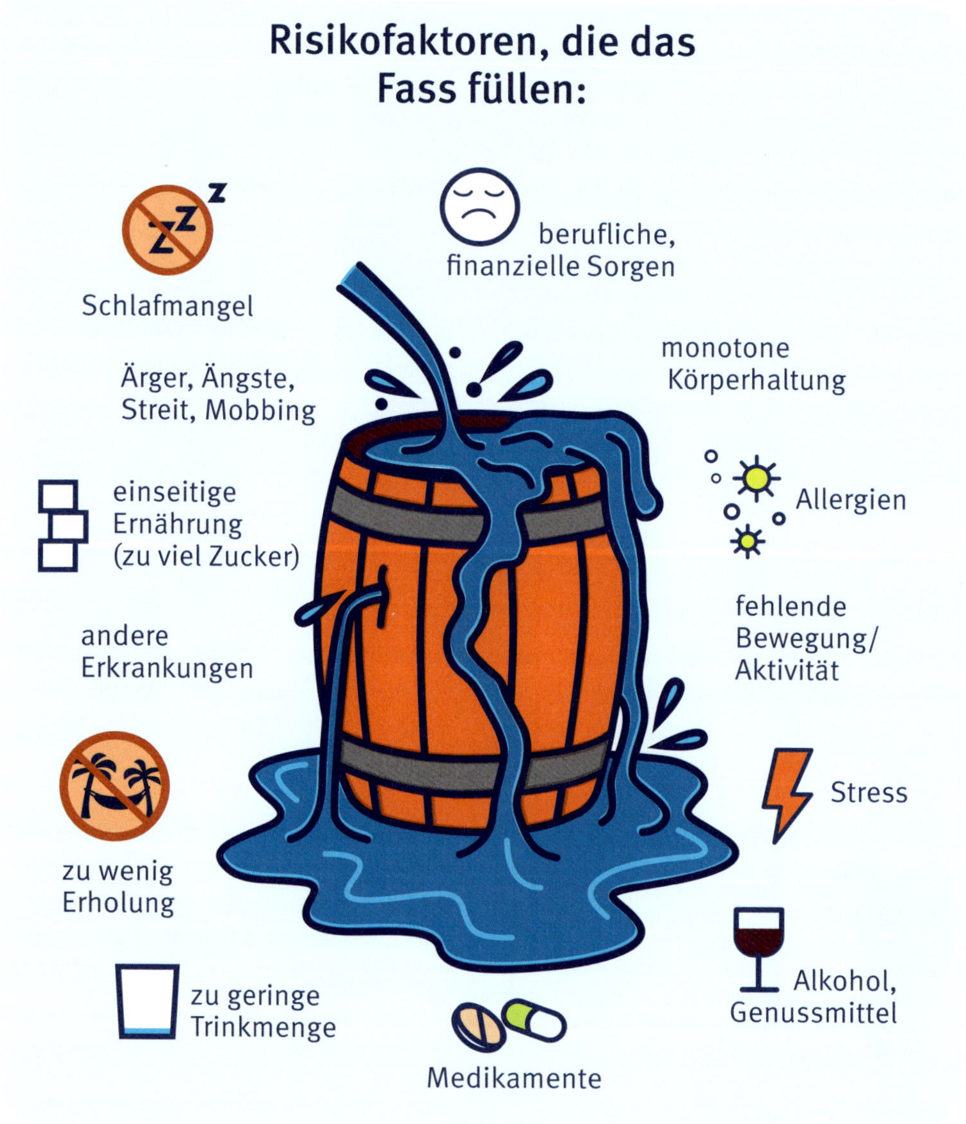
Risikofaktoren, die das Fass füllen:
Schlafmangel
berufliche, finanzielle Sorgen
Ärger, Ängste, Streit, Mobbing
monotone Körperhaltung
einseitige Ernährung (zu viel Zucker)
Allergien
andere Erkrankungen
fehlende Bewegung/ Aktivität
zu wenig Erholung
Stress
zu geringe Trinkmenge
Medikamente
Alkohol, Genussmittel

Einflussfaktoren auf Schmerz

körperliche Faktoren	psychische Faktoren	andere Faktoren
• wenig Bewegung • monotone Körperhaltung • geringe Muskelkraft • Ausdauerdefizit • Mobilitätsdefizit	• Stress • Termindruck • negative Emotionen • Streit • Ängste • Depression • berufliche Belastungen (Über- oder Unterforderung) • finanzielle Sorgen • ungünstige Überzeugungen	• Übergewicht • Lebensalter • Verletzungen • andere Erkrankungen (Bluthochdruck, Diabetes, Allergien) • Entzündung • ungünstige Ernährung (zu viel Zucker) • zu geringe Trinkmenge

Wenn Sie in dieser Tabelle einige Faktoren wiedererkennen, die in Ihrem Alltag häufig vorkommen, haben Sie klaren Handlungsbedarf. Versuchen Sie, diese Belastungen zu reduzieren oder am besten ganz zu vermeiden. Je weniger Sie davon »im Gepäck« haben, desto besser sind Sie vor einer erneuten Schmerzepisode geschützt.

Die passenden Gegenstrategien sind oft erstaunlich einfach: Bewegen Sie sich etwas mehr, erhöhen Sie Ihre tägliche Trinkmenge und bringen Sie Abwechslung in Ihre Körperhaltung – selbst das Sitzen am Schreibtisch lässt sich variabel gestalten. Organisieren Sie Ihre beruflichen Herausforderungen und verbessern Sie Ihre Essgewohnheiten durch vitaminreiche Ernährung, die möglichst viele entzündungshemmenden Stoffe (z. B. Obst, Gemüse, Gewürze wie Ingwer, Kurkuma oder Curry, Lebensmittel mit Omega-3-Fettsäuren) enthält. Das Drehen an solchen Stellschrauben kann Wunder wirken!

« Irgendwann läuft das Schmerzfass über!

Symptome: die Alarmanlage des Körpers

Schmerz und andere Symptome sind meistens kein Anzeichen für eine Verletzung, sondern Ausdruck erhöhter Sensibilität. Nur bei klaren Anlässen wie einem Unfall oder Sturz muss von einer tatsächlichen Schädigung ausgegangen werden. In allen anderen Situationen können

aktive Hilfen zur Reduktion von Risikofaktoren	passive Hilfen zur Reduktion von Risikofaktoren
• viel Trinken • mehr aktive Bewegung (aktive Mittagspause, Spaziergang, Treppen statt Aufzug) • Musik hören, Zeichnen (musisches Hobby) • Krafttraining, Ausdauertraining • Yoga, Pilates, Thai Chi (Body-Mind-Sportarten für mehr Resilienz)	• Ruhe, Entspannung • Wärme oder Kälte • Massagen • frische Luft • Medikamente • Globuli • mehr und besserer Schlaf • Akupunktur, Akupressur

Symptome eher folgendermaßen übersetzt werden: Ihr Körper ist leidlich unzufrieden mit der Gesamtsituation und fordert Sie auf, etwas zu verändern. Denn wenn alles so bleibt wie bisher, bleiben auch die Symptome!

Diese »Körper-Alarmanlage« wird durch unser tägliches Handeln und Denken unterschiedlich »scharf gestellt«. Je mehr ungünstiger Faktoren (siehe Tabelle S. 27) vorhanden sind, desto schneller wird sie ausgelöst; je mehr negative Überzeugungen Sie anhäufen, desto schneller wird Ihr Alarmsystem mit Symptomen reagieren (siehe Schmerzfass). Umgekehrt wirken positive Erlebnisse wie dosierte Belastung und Bewegung, die keine drastische Symptomverstärkung verursachen, entlastend und helfen, die Alarmanlage weniger empfindlich zu justieren.

Generell gilt: Setzen Sie bei Rücken-, Ischias- oder ISG-Beschwerden auf aktive Strategien. Aktivität steigert das Gefühl von Selbstwirksamkeit und bringt Sie wieder in die Kontrolle über die Situation, das wiederum führt zu positiven Überzeugungen. Passive Maßnahmen, wie Massagen oder Wärmeanwendungen, können ergänzende Effekte bringen, in der alleinigen Anwendung führen Sie jedoch zu Abhängigkeit (»Mir geht es nur gut, wenn ich diese Behandlung bekomme«). Die besten Effekte erzielen Sie durch Aktivität und sportliches Training, die aktiv Veränderungen im Körper anstoßen und Schmerzen nachhaltig reduzieren.

Therapie von Ischias- und ISG-Schmerzen

Der Schmerz soll aufhören – aber wie geht man das am besten an? Entgegen landläufiger Vorstellung ist Ruhe allein nicht die beste Medizin!

Die wirksamste Therapie ist immer individuell und orientiert sich an Ihren aktuellen Bedürfnissen und Symptomen. Eine Kombination aus aktiver Physiotherapie, Bewegungstherapie und angepasstem Training im weiteren Verlauf hat sich in der Praxis bewährt. Auch medizinische Versorgungsleitlinien betonen den besonderen Stellenwert von aktiven Therapiestrategien wie Bewegung, ausgewählten Übungen und sportlichem Training. Training steigert Kraft, Ausdauer und Beweglichkeit und reduziert Symptome.

Empfohlene Behandlungsstrategien

Als »First-Line-Empfehlung« (Goldstandard) gelten solche Behandlungsinterventionen, für die es wissenschaftliche Wirksamkeitsnachweise gibt. Auf wissenschaftlicher Basis gelten für Ischiasbeschwerden und ISG-Schmerzen:

- Bewegungstherapie und aktives Training
- Physiotherapie
- Information über die Problematik und Handlungsempfehlungen

Medizinische Leitlinienempfehlung bei ausstrahlenden Rückenschmerzen (»Ischias«)

Rückenschmerz/Ischias	notwendig	ergänzend möglich
akut	• Physiotherapie • Medikamente • Information	• Bewegungstherapie • Thermotherapie • Hydrotherapie • Orthesen/Bandagen
subakut	• Physiotherapie • Bewegungstherapie • Medikamente • Verhaltenstherapie • Information	• Akupunktur • Progressive Muskelentspannung • Rückenschule • manuelle Therapie • Traktion • Elektrotherapie • Ultraschall • Massage • Thermotherapie • Hydrotherapie • Orthesen/Bandagen
chronisch/postoperativ	• Physiotherapie • Bewegungstherapie • Sporttherapie • Medikamente • Verhaltenstherapie • Information	• Rückenschule • Elektrotherapie • Ultraschall • Massage • Thermotherapie (nicht im OP-Gebiet) • Hydrotherapie • Orthesen/Bandagen

(Medizinische Leitlinie der Deutschen Gesellschaft für Orthopädie und Orthopädische Chirurgie (DGOOC) Stand 2021)

Ebenso ist anzuraten, normale Alltagsaktivitäten so schnell wie möglich wieder aufzunehmen. Eine übermäßig lange Schonung und Inaktivität sollte vermieden werden. Bewegung und Training sind sicher, solange die Belastung angepasst und mit gesundem Menschenverstand durchgeführt wird. Die in diesem Buch empfohlenen Bewegungs- und Kräftigungsübungen haben sich in der klinischen Behandlung von Rückenschmerzpatienten bewährt.

Ergänzende Verfahren wie Akupunktur, Traktion, Elektro-, Thermo- oder Hydrotherapie können abhängig von der individuellen Situation und dem Stadium der Beschwerden in die Behandlung integriert werden. Entscheidend ist hier die individuelle Wirksamkeit – hier ist genaues Beobachten gefragt. Was nichts verändert, muss auch nicht durchgeführt werden.

Medikamentöse Therapie

Eine medikamentöse Therapie (schmerzlindernde und entzündungshemmende Medikamente) soll, bei starker Schmerzbelastung, begleitend zur konservativen Therapie eingesetzt werden. Glücklicherweise verfügen wir heute über eine große Bandbreite an schmerzlindernden Medikamenten.

Nach Empfehlungen der Weltgesundheitsorganisation (WHO) werden Schmerzmittel in drei Stufen, je nach Problemstellung und Intensität der Schmerzen, eingeteilt. In der Stufe 1 finden sich Paracetamol, Aspirin, Diclofenac oder Naproxen. Dabei handelt es sich um sogenannte nichtsteroidale Antirheumatika (NSAR). Die Stufe 2 enthält steroidale Vertreter der Schmerzmittel wie Cortison und in der dritten Stufe sind stärkere Präparate wie Opiate enthalten. Jegliche Medikamenteneinnahme sollte nur in Absprache mit der behandelnden Ärztin oder dem behandelnden Arzt erfolgen. Medikamente sind keine Dauerlösung.

Medikamentöse Schmerzbehandlung nach dem WHO-Stufenschema

Stufe 1: NSAR	Stufe 2: Kortikosteroide und Glukokortikoide	Stufe 3: schwache und starke Opiate
• Aspirin • Paracetamol • Ibuprofen • Diclofenac • Naproxen • Metamizol	• Kortison • Prednisolon • Dexamethason	• schwache Opiate • Tramadol • Tilidin • starke Opiate • Morphin • Fentanyl • Oxycodon

Klassische Fehler bei Ischias- und ISG-Rückenschmerzen

Folgende »Klassiker« begegnen mir in meiner Praxis immer wieder:

Zu lange Schonung

Einer der größten Fehler bei Rücken- oder Ischiasbeschwerden ist es, sportliches Training einzustellen und Alltagsaktivitäten einzuschränken, um sich zu schonen. Fehlende Bewegung und Belastung kann Schmerzepisoden verlängern und verhindert positive Anpassungsprozesse des Körpers. Training wirkt dagegen vielfältig: Unterschiedliche Bewegungen und Übungen setzen wichtige Reize, die Veränderungen anstoßen und Anpassungsreaktionen auslösen.

Fortgesetztes Training und Belastung auch in Schmerzphasen ist daher aus therapeutischer Sicht absolut zu empfehlen. Natürlich muss das Training individuell angepasst werden – mit akuten Ischiasschmerzen ist z. B. das normale Kraftprogramm oder ein Handballspiel schwer durchzuführen. Entscheidend sind nicht die Intensität, das Gewicht oder die Wiederholungszahl, sondern vielmehr das Bewegungsgefühl, die Wahrnehmung von Spannung und der Fokus auf die positiven Veränderungen durch Aktivität.

Überbelastung durch zu intensive Aktivität

Bewegung ist zu jedem Zeitpunkt im Alltag unerlässlich für einen gesunden und anpassungsfähigen Organismus und kann die Regeneration hervorragend unterstützen. Zu viel im falschen Moment kann aber das Gegenteil bewirken. Hüten Sie sich vor zu intensivem Training und nicht angepassten Belastungen in akuten Schmerzphasen. Überbelastung kann den Leidens-

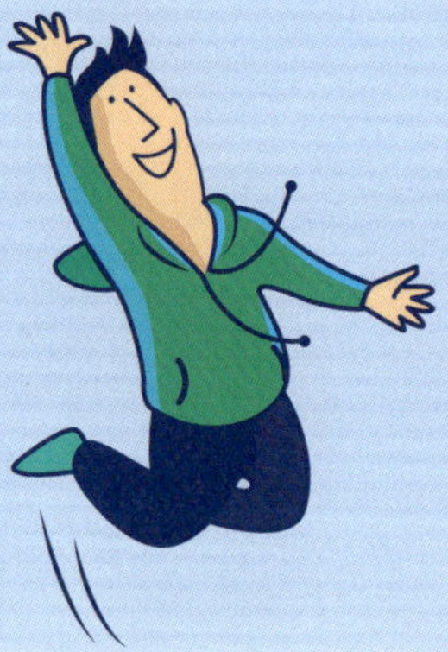

zeitraum tatsächlich verlängern. Bewegung und Training sind auch bei akuten Beschwerden sinnvoll und sicher, solange sie angepasst, dosiert und mit gesundem Menschenverstand durchgeführt werden. Mehr Training bedeutet in dieser Situation nicht immer auch mehr Erfolg.

Nur auf passive Hilfen setzen

Passive Hilfen wie Wärmekissen, Massagen, Liegen, Tapes, manuelle Therapie, Medikamente & Co. sind kurzfristige Helfer und haben ihre Berechtigung. Sie bringen zeitlich begrenzte Effekte wie z.B. vorübergehend reduzierte Schmerzen, stellen allerdings keine selbstwirksamen Hilfen dar, sondern machen letztendlich abhängig. Wer ausschließlich auf passive Hilfen setzt, könnte dem Gedanken »Nur mit diesen Behandlungen und Maßnahmen geht es mir besser – ich brauche das!« etwas zu viel Bedeutung beimessen. Gezielte Aktivität in Form von Bewegung und Training bestärkt hingegen die Wahrnehmung »Ich kann selbst etwas gegen meine Beschwerden tun – ich kann meine Schmerzen auch in Aktivität kontrollieren – ich habe es selbst in der Hand und bin nicht hilflos ausgeliefert.«.

Zu frühe bildgebende Diagnostik

Röntgen, MRT oder CT sind nicht immer hilfreich und sinnvoll. Die meisten Veränderungen, die bei solchen bildgebenden Verfahren auffallen, stehen nicht unbedingt mit den aktuellen Beschwerden in Zusammenhang. Veränderungen am Körper sind so normal wie graue Haare oder Falten im Gesicht. Da wir unseren Körper benutzen, wird er sich im Laufe der Nutzungsdauer verändern und immer an die aktuellen Anforderungen anpassen. Das ist völlig normal und auch so gewünscht. Die wenigsten Veränderungen verursachen Symptome. Machen Sie sich also bitte keine Sorgen über entdeckte Veränderungen in einem Bild.

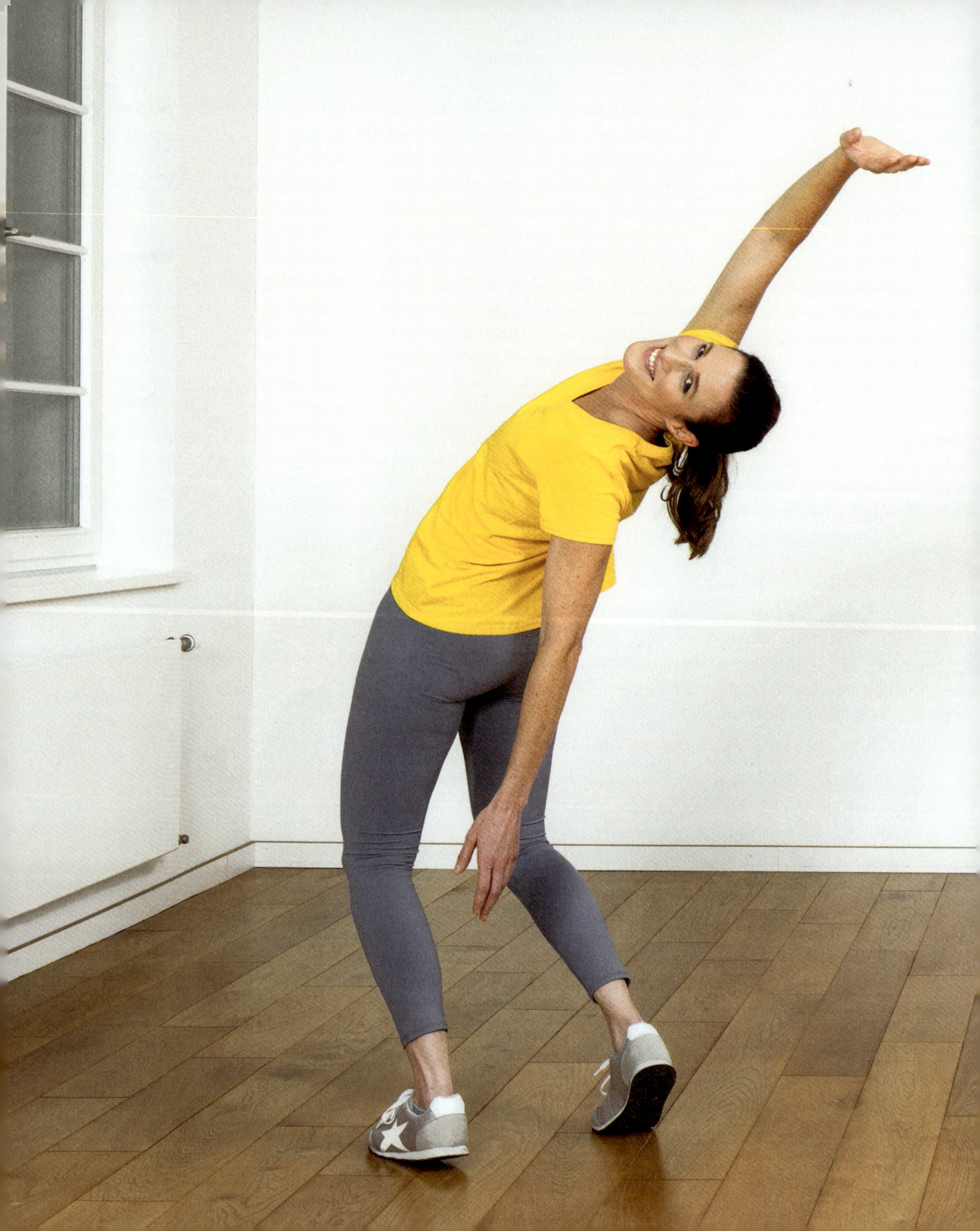

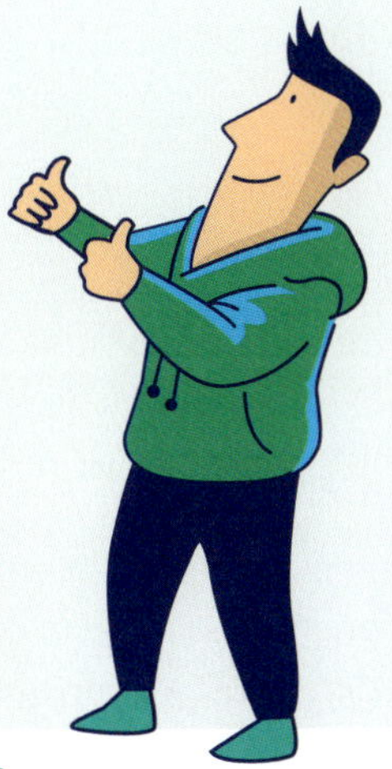

Die Übungsprogramme

Bewegung ist Medizin: Mit diesen Übungen geben Sie Ihrem Rücken, Becken und Nervensystem die besten Heilreize.

Übungen bei Ischias-Beschwerden

Ein irritierter Ischiasnerv lässt sich sehr gut mit Bewegung beruhigen. Gehen Sie es an!

Die folgenden Übungen stammen direkt aus der Praxis und haben bereits vielen Patientinnen und Patienten den Wiedereinstieg in ein aktives, bewegtes und schmerzfreies Leben erleichtert. Allerdings: Ein Trainingsprogramm gegen Schmerzen »von der Stange« gibt es nicht. Testen Sie die Übungen und entscheiden Sie selbst, welche Ihnen guttun und Linderung verschaffen. Führen Sie diese bevorzugt durch und versuchen Sie sich nach und nach an weiteren Übungen, um Ihre Bewegungserfahrung und Bewegungstoleranz stetig zu erhöhen.

Zu einem smarten Training gehört vor allem das Anpassen von Übungen an die individuelle Situation. Alle Übungen können über folgende Komponenten einfach und effektiv modifiziert werden:

Bewegungsgröße: Übungsbewegungen können mit einem großen oder kleinen Bewegungsausschlag durchgeführt werden. Machen Sie die Bewegung so groß oder klein, wie es sich angenehm anfühlt.

Bewegungstempo: Variieren Sie zwischen langsam und schnell, bis Sie Ihr Wohlfühltempo gefunden haben. Das Bewegungstempo können Sie auch während einer Übung anpassen.

Dosierung: Mit der Anzahl an Wiederholungen und Durchgängen einer Übung stellen Sie die Intensität Ihres Trainings ein. Im Akutprogramm geht es nicht darum, bestimmte Vorgaben oder »Normen« zu erfüllen, sondern darum, die individuell passende Dosis für das eigene Wohlbefinden zu bestimmen und die Beschwerden zu reduzieren. Starten Sie z. B. mit 5–10 Wiederholungen pro Übung und spüren Sie dem Effekt nach. Es fühlt sich gut an? Bleiben Sie erst einmal dabei. Je nachdem, wie Ihre Beschwerden sich entwickeln, können Sie Anpassungen vornehmen.

Bei jeder Übung finden Sie eine »empfohlene Dosierung«, die sich in der physiotherapeutischen Praxis bewährt hat. Diese dient der Orientierung und kann und sollte individuell angepasst werden.

Pausen: Zwischen den Übungen sind kurze Pausen sinnvoll. Niemand erwartet von Ihnen eine halbe Stunde Training am Stück.

Vorgehensweise zu den Übungen

Nachfolgend finden Sie mehrere Übungsprogramme: Akutprogramm, Übungen im Sitzen, Übungen zur gezielten Nervenmobilisation, Mobilisationsübungen und Übungen zur Kräftigung. Seien Sie experimentierfreudig und bewegungsmutig, um die aktuell am besten passende Übung herauszufiltern.

Im Akutprogramm finden Sie Übungen, die den meisten meiner akuten Rückenschmerzpatientinnen und -patienten sehr gute Erleichterung bringen. Diese sind als Erstes zu empfehlen.

Gehen Sie im Akutfall folgendermaßen vor:

1. Testen Sie die Übungen aus dem Akutprogramm und wählen Sie 2–3 aus, bei denen Sie die größte Erleichterung empfinden.
2. Machen Sie diese Übungen 1–2-mal pro Tag (5–10 Wiederholungen in 2 Durchgängen sollten anfangs ausreichen).
3. Ergänzen Sie die aktiven Übungen durch entspannende Entlastungshaltungen wie z. B. Stufenlagerung oder Päckchenlage.

4. Durchforsten Sie die anderen Programme nach weiteren hilfreichen Übungen und ergänzen Sie damit Ihre Bewegungsroutine.
5. Lassen Ihre Symptome nach, steigern Sie Wiederholungen und Durchgänge auf z. B. 3 × 12–15 Wiederholungen, später 3 × 15–20 Wiederholungen.
6. Nach 7–10 Tagen erfolgreicher Beübung können Sie auch Kräftigungsübungen integrieren.
7. Erweitern Sie Ihre Übungen, bis Sie ein Training von 20–30 Minuten haben – diese Routine führen Sie dann 2–3 × pro Woche durch (im Optimalfall alle 2–3 Tage eine Trainingseinheit).

Natürlich können Sie die Übungen in diesem Buch auch ohne akute Beschwerden gewinnbringend für eine stabile Gesundheit einsetzen.

So stellen Sie sich ein präventives Trainingsprogramm zusammen:

1. Wählen Sie ein Übungsprogramm für Ihre Trainingsziele (Nervenmobilisation, Beweglichkeit oder Kräftigung) und testen Sie die Übungen.
2. Machen Sie das Programm 2 × pro Woche, für 6–8 Wochen (so verfahren Sie mit jedem Übungsprogramm).
3. Wenn Sie mit allen Programmen durch sind, können Sie die Übungen aus den einzelnen Programmen mischen und individuell zusammenstellen.

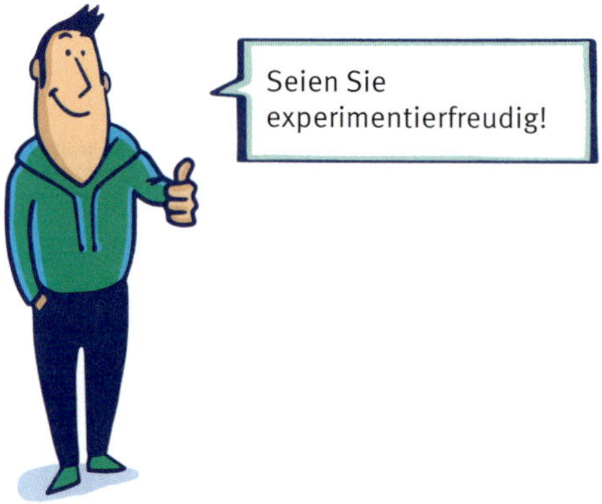

Akutprogramm Ischias

Auch bei akuten Rückenschmerzen mit Ausstrahlungen ist Bewegung und gezielte Aktivität alternativlos. Dieses Programm hilft sanft in den ersten Tagen und Wochen.

Eine zu lange Ruhigstellung und Schonung kann Schmerzphasen unnötig verlängern. Bei Schonung stellt sich der gesamte Organismus auf »nicht bewegen«, »nicht belasten« und auf »nicht verändern« ein. Muss später doch wieder Bewegung stattfinden, fällt dieser Start in die Aktivität umso schwerer. Zielführender ist es, so früh wie möglich kleine, smarte Bewegungsphasen in den Tag einzubauen – und dabei behutsam und clever herauszufinden, wie viel Aktivität aktuell guttut.

Eine Schonung von 1–2 Tagen ist bei akuten Ischiasbeschwerden völlig in Ordnung – ein wenig Bewegung lässt sich meist ohnehin nicht vermeiden, z. B. beim Anziehen, Toilettengang oder Einkaufen.

Dazwischen dürfen und sollen Sie sich erholen und der Regeneration den höchsten Stellenwert einräumen. Dennoch ist es erforderlich, sich zeitnah wieder Bewegung und Aktivität zuzuwenden. Finden Sie heraus, welche Bewegungen Ihnen guttun und in welcher Dosierung Sie sie ausführen können, ohne dass sich die Symptome verschlechtern. Jede Bewegung ist besser als keine – entscheidend ist die Dosis. Kontrolliertes und langsam gesteigertes Training ist auch in Schmerzphasen sicher und führt zu einer besseren Symptomkontrolle.

Als vorübergehende Entlastungshaltung für die erste schmerzhafte Phase haben sich die Stufenlagerung und die sogenannte Päckchenlage bewährt (Seite 40).

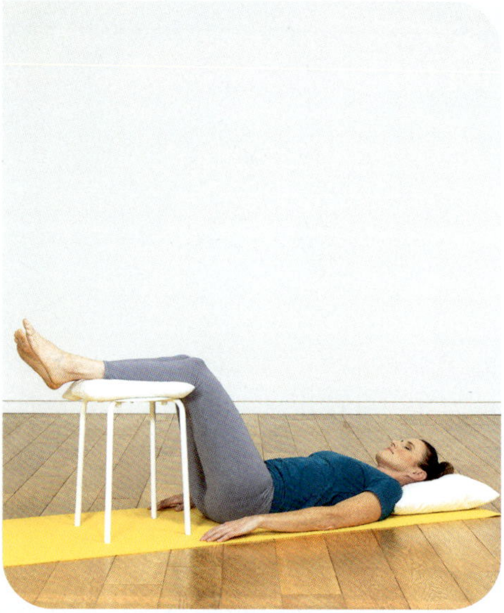

Stufenlagerung

Legen Sie sich auf den Rücken und legen Sie Ihre Unterschenkel auf einen umgedrehten Wäschekorb o. Ä., den Sie mit Decken oder Kissen obendrauf etwas bequemer gestalten. Dabei sollte in den Hüft- und Kniegelenken etwa ein 90°-Winkel entstehen.

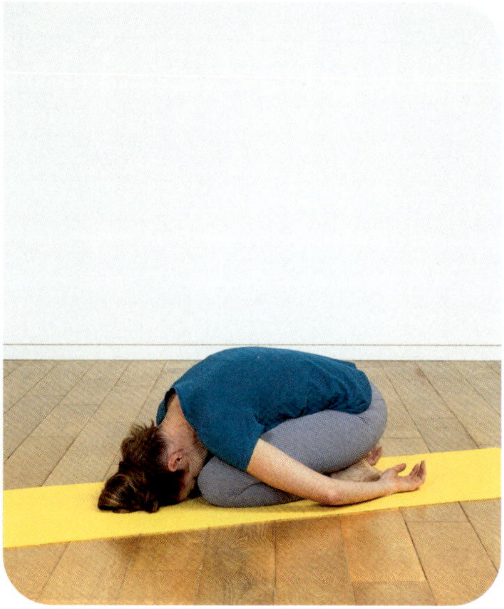

Päckchenlage

Hierzu starten Sie im Vierfüßlerstand und legen Ihr Gesäß auf den Fersen ab. Hier verweilen Sie für ein paar Atemzüge und entspannen. Sie können sich nicht auf die Fersen absetzen, weil die Spannung zu hoch ist? Dann bewegen Sie das Gesäß einige Male nach hinten in Richtung Fersen und wieder nach vorne, ohne dauerhaft in der zurückgeschobenen Position zu bleiben. Auch dynamische Bewegung kann entspannen und den Schmerz reduzieren.

Mit den nachfolgenden praxiserprobten Übungen können Sie sofort starten – auch bei akut bestehenden Schmerzen oder Ausstrahlungen. Testen Sie die Übungen und beginnen Sie mit den Bewegungen, bei denen Sie das beste »Rückengefühl« haben. Variieren Sie die Bewegungsgröße, das Bewegungstempo und halten Sie die Anzahl an Wiederholungen eher klein.

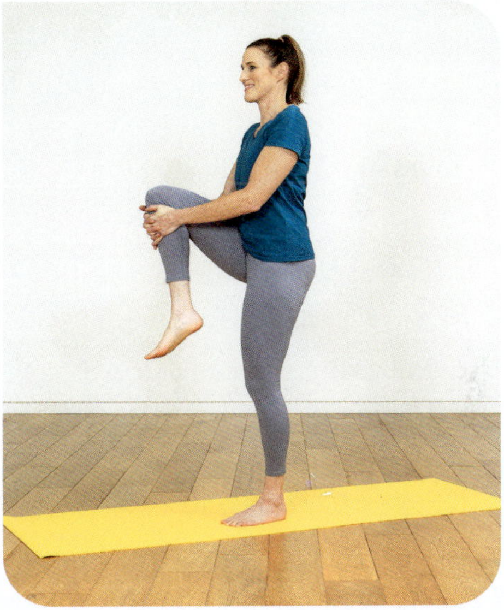

Flamingo

Ausgangsposition: Stehen Sie aufrecht, die Füße etwa eine Fußbreite auseinander.

Bewegung: Heben Sie abwechselnd ein Bein an und ziehen Sie den Oberschenkel mit den Händen zum Oberkörper.

Therapeutische Tipps: Das Bein kann unterschiedlich dicht an den Oberkörper herangezogen werden. Testen Sie die aktuell für Sie passende Bewegungsgröße.

Varianten: Sie können diese Übung anfangs auch an eine Wand angelehnt durchführen, bis Sie mehr Bewegungsgefühl entwickelt haben.

Empfohlene Dosierung: 2 × 12–15 Wiederholungen

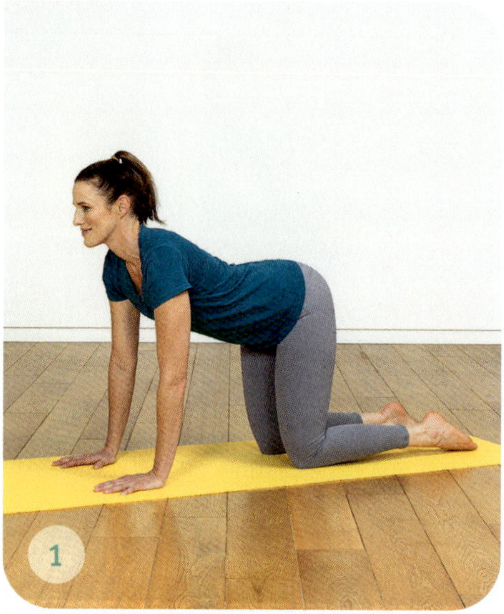

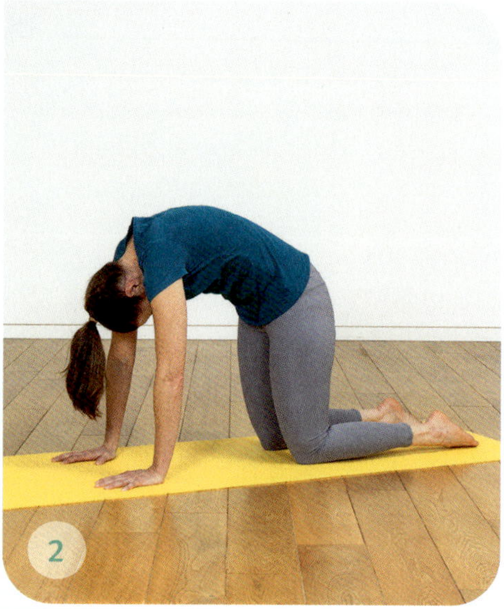

Katze & Kuh

Ausgangsposition: Im Vierfüßlerstand sind die Hände vor den Schultern und die Knie unter den Hüftgelenken positioniert.

Bewegung: Kippen Sie das Becken nach unten, so dass sich die Lendenwirbelsäule ebenfalls nach unten bewegt. Dabei darf die Wirbelsäule in eine leichte »Hohlkreuzposition« (Kuh) kommen ❶. Danach richten Sie das Becken auf und die Wirbelsäule bewegt sich wieder nach oben in Richtung »Rundrücken« (Katze) ❷. Beide Positionen können Ihre Beschwerden lindern.

Therapeutische Tipps: Um den Schmerz zu kontrollieren, sind kleine Bewegungen hilfreich. Je kleiner die Beckenbewegungen sind, desto fokussierter kann die Bewegung in der unteren Lendenwirbelsäule gespürt werden. Je größer, desto weiter läuft die Bewegung in der Wirbelsäule nach oben weiter.

Varianten: Hände und Knie können variabel breit aufgestellt werden.

Empfohlene Dosierung: 2 × 10 Wiederholungen

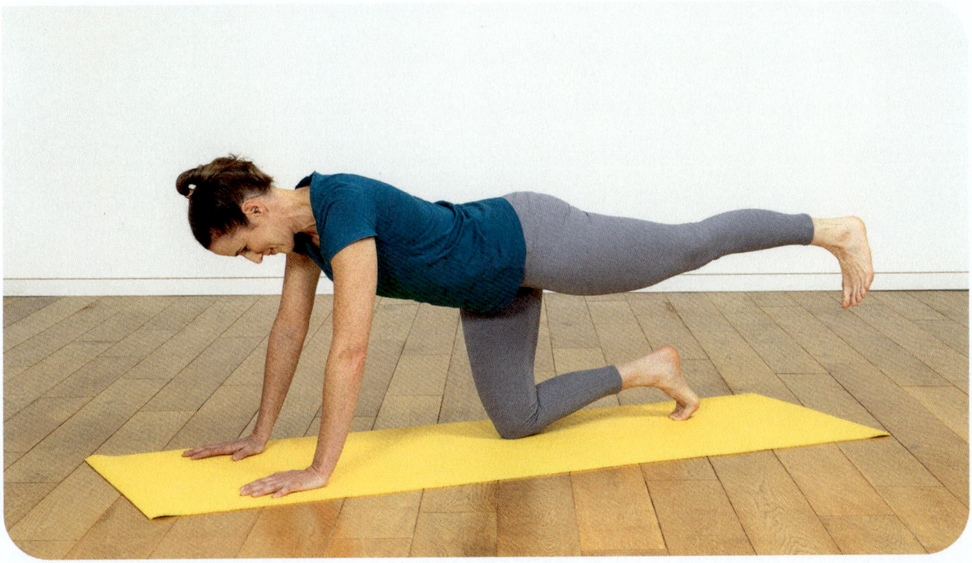

Beckenschieber

Ausgangsposition: Im Vierfüßlerstand stehen die Hände vor den Schultern und die Knie unter den Hüftgelenken.

Bewegung: Strecken Sie abwechselnd ein Bein nach hinten und versuchen Sie, es mit dem Oberkörper in einer Linie zu halten. Duch das Strecken des Beines wird das Becken nach unten geschoben, was die Beschwerden mildert.

Therapeutische Tipps: Ziehen Sie die Knie vor dem Beinwechsel unter den Oberkörper nach vorne. Das entlastet angenehm.

Varianten: Sie können das Bein etwas mehr nach innen oder nach außen hinten strecken, je nachdem, was aktuell angenehmer ist.

Empfohlene Dosierung: 2 × 8–10 Wiederholungen

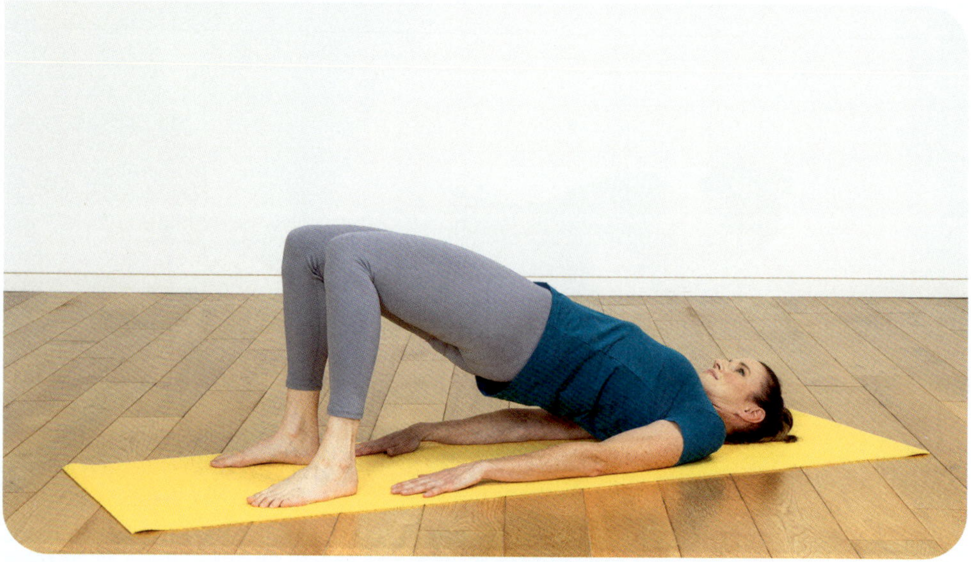

Brücke

Ausgangsposition: Stellen Sie in Rückenlage die Füße nebeneinander auf den Boden. Die ganze Fußsohle hat Bodenkontakt. Die Arme seitlich ablegen.

Bewegung: Heben Sie das Becken ab, halten Sie es eine Sekunde oben und senken Sie es langsam wieder auf den Boden ab. Mit beiden Armen können Sie unterstützend in den Boden drücken.

Therapeutische Tipps: Führen Sie die Bewegung anfangs klein aus: das Becken nur leicht vom Boden abheben. Wenn Sie Ihre Symptome reduziert und etwas besser unter Kontrolle haben, können Sie die Bewegung vergrößern, bis Sie eine gerade Linie von den Schultern bis zu den Knien bilden können.

Varianten: Die Füße können unterschiedlich breit aufgestellt werden. Auch die Arme können in verschiedenen Winkeln seitlich abgelegt werden.

Empfohlene Dosierung: 2 × 12–15 Wiederholungen

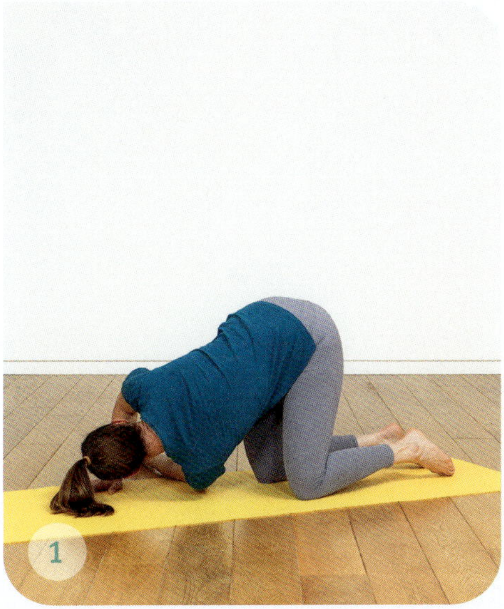

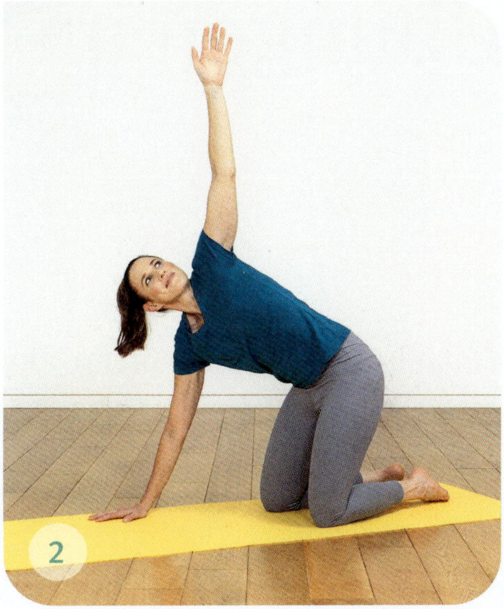

Twister

Ausgangsposition: Starten Sie in der Vierfüßlerposition mit den Knien unter den Hüftgelenken und den Händen knapp vor den Schultern.

Bewegung: Der linke Arm wird unter dem Oberkörper hindurchgeschoben und der Oberkörper dabei nach rechts gedreht. ❶ Direkt danach dreht der Oberkörper nach links und der linke Arm wird zur Decke gestreckt. ❷ Dieselbe Bewegung wird auch mit dem rechten Arm durchgeführt.

Therapeutische Tipps: Drehen Sie den Oberkörper anfangs nur so weit nach rechts und links, dass sich die Symptome nicht verstärken.

Varianten: Die Knie und Hände können variabel breit auseinander aufgestellt werden.

Empfohlene Dosierung: 2 × 6–8 Wiederholungen auf jeder Seite

Übungen im Sitzen

Einfache Übungen im Sitzen können für kontrollierte Entlastung im Alltag sorgen.

Vor sitzenden Haltungen muss sich niemand fürchten. Sitzen ist nicht grundsätzlich schlecht – problematisch wird es erst, wenn man zu lange in derselben Position sitzt, denn das führt zu einseitiger Belastung und Druck im Körper. Es entsteht eine ungünstige Drucksituation, die besonders für das Nervensystem (hier für den Ischiasnerv) belastend ist. Besonders, wenn der Ischiasnerv ohnehin gereizt und irritiert ist, verursachen monotone Körperhaltungen stärkere Symptome. Der Körper signalisiert, dass er sich unwohl fühlt und Veränderungen braucht.

Gerade monotone Körperhaltungen, wie z. B. Sitzen am Schreibtisch, oder auch langes Stehen, belasten einseitig dieselben Strukturen. Der dauerhafte Druck kann den Ischiasnerv irritieren und so dafür sorgen, dass die Symptome nicht geringer werden – oder sogar zunehmen. Am unempfindlichsten und tatsächlich am besten geschützt ist der Körper bei variabler Haltung und möglichst vielseitiger Bewegung. Durch unterschiedliche Sitzpositionen und mehr Bewegung erhält der Körper die wichtigen Reize zur Anpassung von Körperspannung, Druckverteilung auf möglichst viele Bereiche und Entlastung der bevorzugt eingesetzten Körperregionen. So kann die Durchblutung und die Nährstoffversorgung optimiert werden und der Körper kann den an ihn gestellten Anforderungen gerecht werden.

Nehmen Verspannung und Druck überhand, sind kleine »Bewegungssnacks« für zwischendurch hilfreich, denn: die beste Sitzhaltung ist stets die nächste. Sorgen Sie für ausreichend Abwechslung in Ihrem sitzenden Arbeitsalltag durch smarte Mobilisationsübungen und steigern Sie Ihre Bewegungstoleranz auch während sitzender Tätigkeiten. Mit entsprechenden Aktivitäten lassen sich sowohl Körperhaltung als auch Gewebespannung

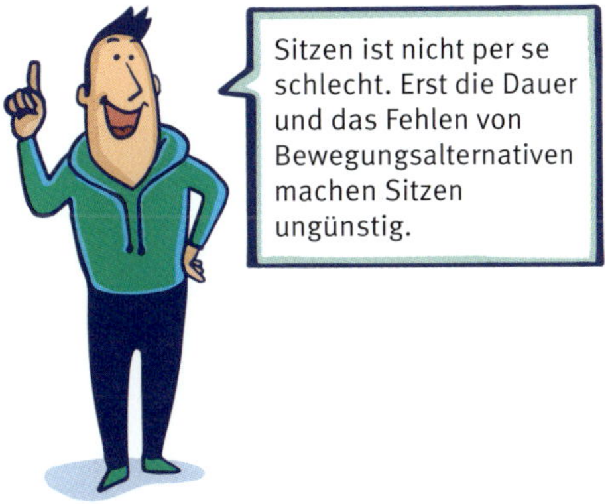

und Drucksituationen am Nerv beeinflussen und Schmerzen effektiv modulieren. Sitzen muss nicht eintönig sein – Sie haben es selbst in der Hand, Ihre Bewegungs- und Aktivitätsbilanz jeden Tag zu verbessern. Jede Bewegung zählt!

Hüftschaukel

Ausgangsposition: Starten Sie diese Übung in einer angenehmen Sitzposition auf einem Stuhl, Hocker oder auf Ihrem Bürostuhl. Sie wird beidseitig durchgeführt.

Bewegung: Legen Sie abwechselnd Ihren linken und rechten Fuß auf das gegenüberliegende Knie. Der Fuß muss zu Beginn nicht lange liegen bleiben. Kurz berühren genügt für den Anfang. Mit der Zeit kann die Position auch länger toleriert werden und die Spannung lässt nach.

Therapeutische Tipps: Beginnen Sie damit, den Fuß auf das gegenüberliegende Knie zu legen. Versuchen Sie mit der Zeit, mit dem Fuß mehr den Oberschenkel anzutippen.

Varianten: Sie können die Position mit dem aufgelegten Fuß auch länger halten und das Knie nach außen bewegen oder wippen lassen.

Empfohlene Dosierung: 2 × 8–10 Wiederholungen mit jedem Bein

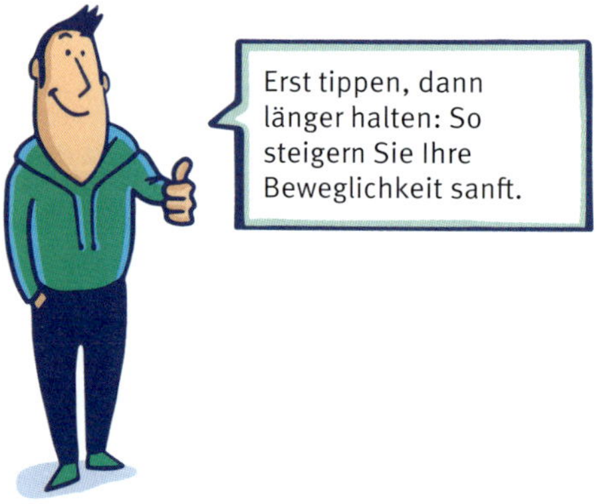

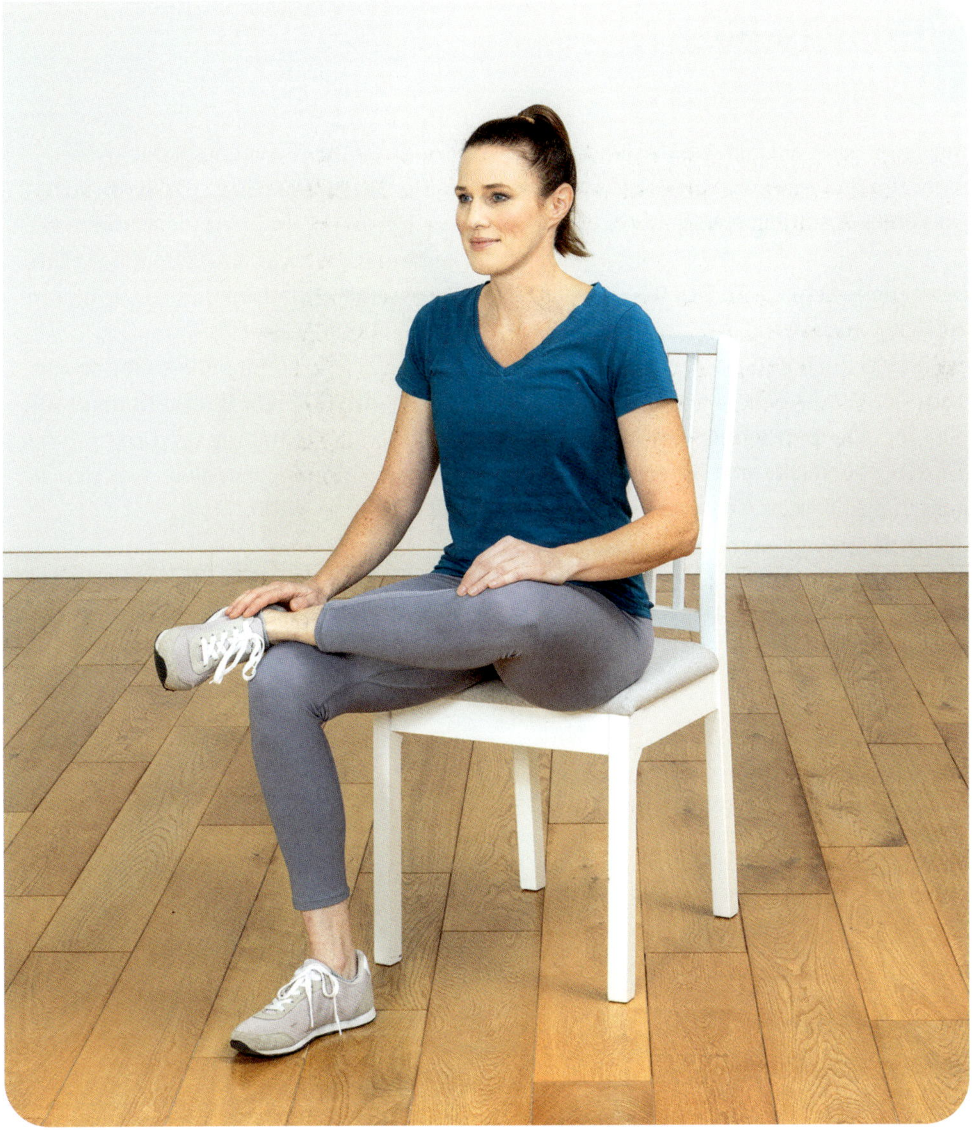

Down and up

Ausgangsposition: Setzen Sie sich aufrecht hin und legen Sie Ihre Hände an den Nacken oder seitlich an den Kopf.

Bewegung: Beugen Sie den Oberkörper zunächst nach vorne und runden Sie den Schulterbereich und Rücken. Dabei nähern sich das Brustbein und das Becken einander an. ❶ Anschließend strecken Sie den Oberkörper und bringen Brustbein und Becken möglichst weit auseinander. ❷

Therapeutische Tipps: Der Wechsel von Beugung und Streckung des Oberkörpers bringt sanfte Bewegung in die Wirbelsäule. Bewegung verändert die Drucksituation zwischen Ischiasnerv und umgebendem Gewebe. Damit können Sie Ihre Symptome verändern und kontrollieren.

Varianten: Sie können diese Übung vorrangig mit Kopf und Schultern durchführen oder die Bewegung verstärkt mit dem Becken einleiten. Testen Sie, was sich aktuell besser anfühlt.

Empfohlene Dosierung: 2 × 15–18 Wiederholungen

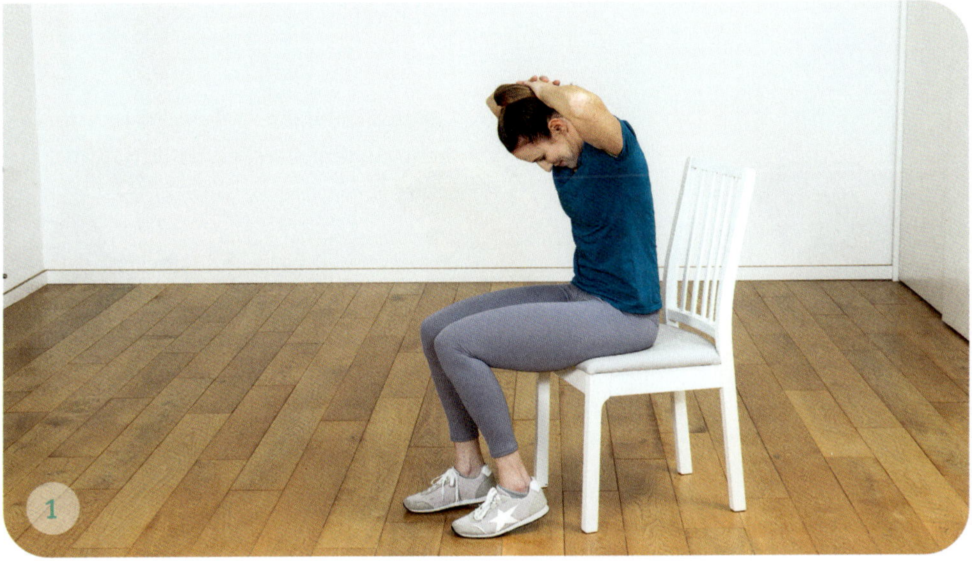
1

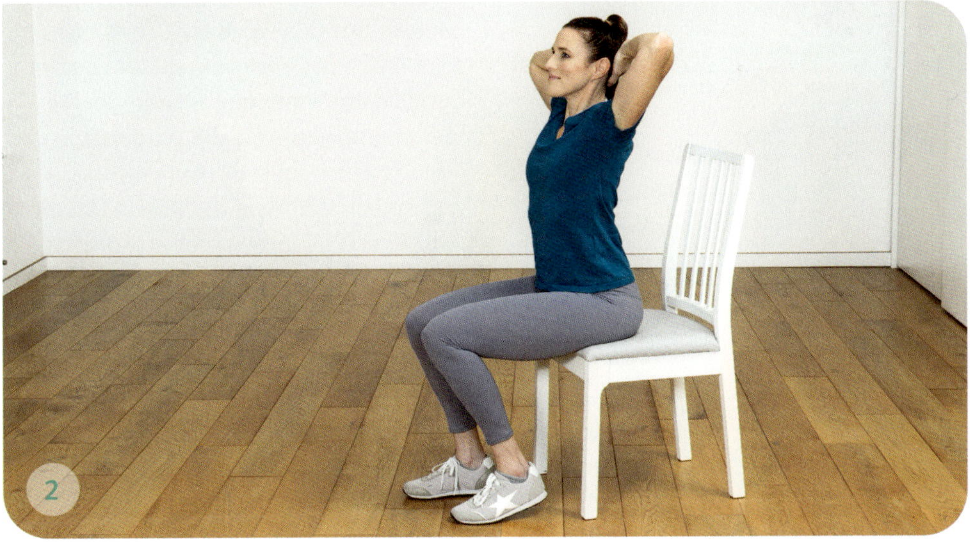
2

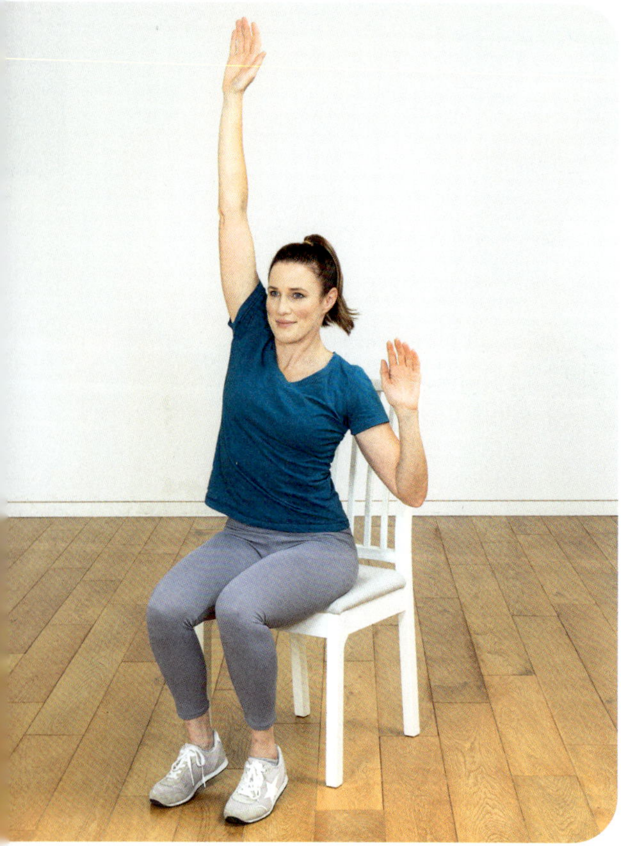

Räkeln

Ausgangsposition: Setzen Sie sich aufrecht hin und strecken Sie Ihre Wirbelsäule.

Bewegung: Räkeln und strecken Sie Ihren Oberkörper sanft, indem Sie abwechselnd einen Arm über den Kopf strecken, der andere Arm zieht dabei den Schultergürtel nach unten. Dabei wird eine Seite Ihres Oberkörpers etwas verlängert, während die Gegenseite zusammengezogen und etwas kürzer wird.

Therapeutische Tipps: Beginnen Sie mit kleinen Streckbewegungen der Arme. Wenn sich das angenehm anfühlt, erweitern Sie die Bewegung auf den Oberkörper und bewegen Sie die Wirbelsäule mit.

Varianten: Während des Räkelns können Sie Ihren Oberkörper auch etwas nach rechts und links drehen.

Empfohlene Dosierung: 2 × 20 Wiederholungen

Beinheber

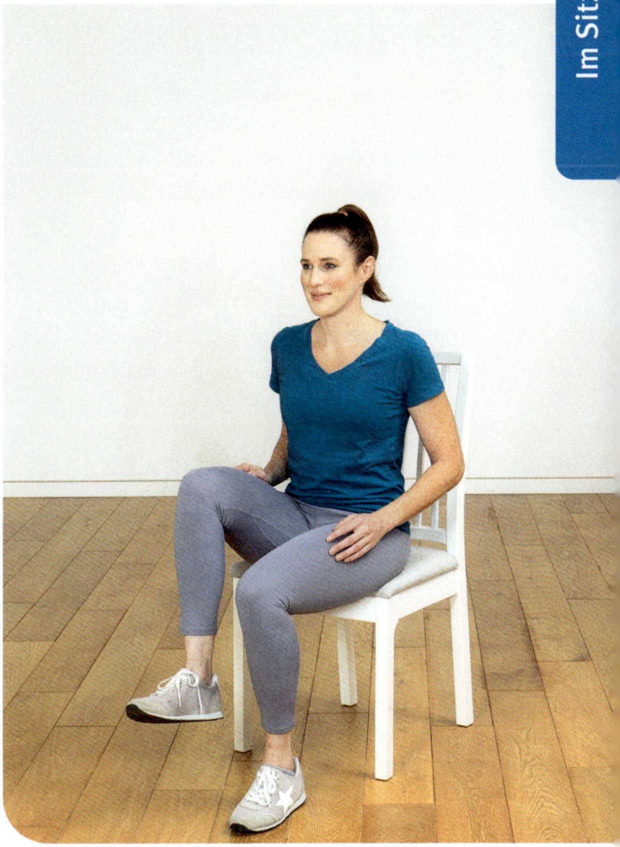

Ausgangsposition: Beginnen Sie im aufrechten Sitz, die Füße stehen etwa eine Fußbreite auseinander.

Bewegung: Heben Sie abwechselnd das rechte und linke Bein an, als würden Sie auf der Stelle gehen. Alternativ machen Sie 10-mal die Bewegung mit dem rechten Bein und 10-mal mit dem linken.

Therapeutische Tipps: Sie können den Oberkörper an der Stuhllehne anlehnen oder ihn frei halten.

Varianten: Stellen Sie die Füße im Lauf der Übung unterschiedlich breit voneinander auf. Die Spurbreite verändert die Muskelaktivität etwas.

Empfohlene Dosierung: 2 × 20 Wiederholungen

Langer Sitzdreher

Ausgangsposition: Starten Sie im Sitzen mit aufgerichtetem Oberkörper.

Bewegung: Strecken Sie den rechten Arm seitlich vom Körper weg und drehen Sie den Oberkörper nach rechts. Der Arm führt die Bewegung in die Drehung. Wiederholen Sie die Bewegung dann in die andere Richtung, geführt vom linken Arm. Folgen Sie jeweils der Bewegung mit dem Kopf und schauen Sie Ihrem Arm nach.

Therapeutische Tipps: Kontrollieren Sie, wie stark die Drehung ausfallen darf, bevor es unangenehm wird und richten Sie die Bewegung danach aus.

Varianten: Diese Übung kann auch ohne gestreckten Arm gemacht werden. Legen Sie dazu beide Hände an das Brustbein und drehen Sie nur den Oberkörper nach rechts und links.

Empfohlene Dosierung: 2 × 18–20 Wiederholungen je nach rechts und links

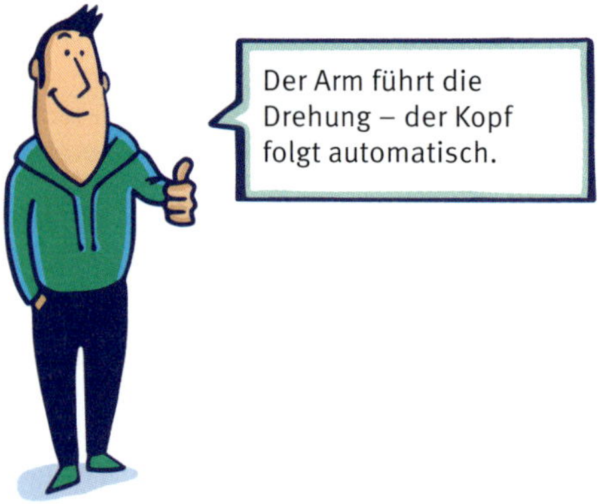

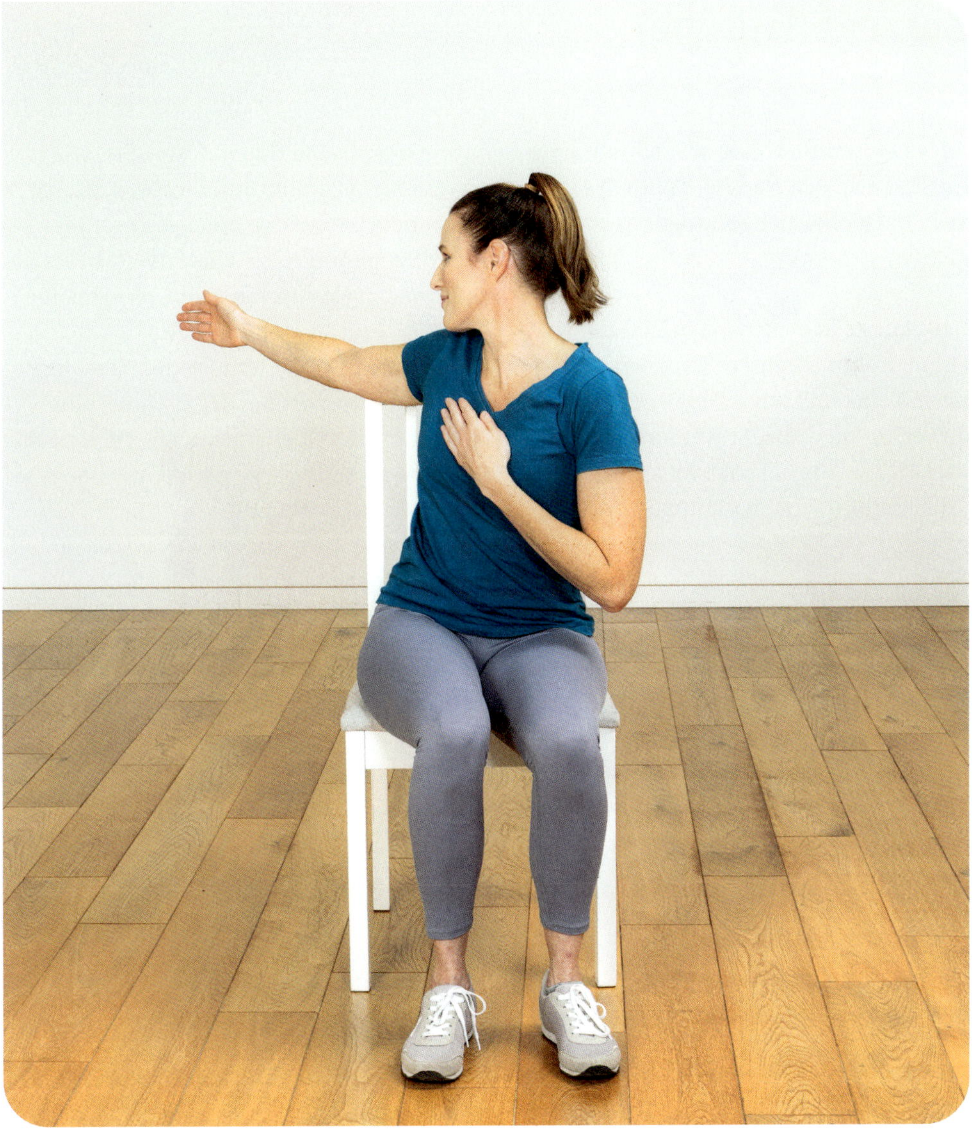

Kurzer Sitzdreher

Ausgangsposition: Legen Sie Ihre Hände im Sitzen an den Nacken. Dadurch richtet sich Ihr Oberkörper automatisch etwas auf und streckt sich.

Bewegung: In dieser aufgerichteten Position drehen Sie Ihren Oberkörper sanft nach rechts und links. Die Drehung kann abwechselnd gemacht werden, oder Sie drehen z. B. 10-mal nach rechts und anschließend 10-mal nach links.

Therapeutische Tipps: Testen Sie, wie weit Sie sich ohne Beschwerden drehen können. Bleiben Sie anfangs unter dieser Symptomgrenze und erweitern Sie die Bewegung kontrolliert und allmählich.

Varianten: Verändern Sie die Streckung des Oberkörpers bei der Drehung. Sie können den Oberköper auch etwas nach vorne sinken lassen (nach vorne beugen) und dann drehen.

Empfohlene Dosierung: 2 × 15–20 Wiederholungen in beide Richtungen

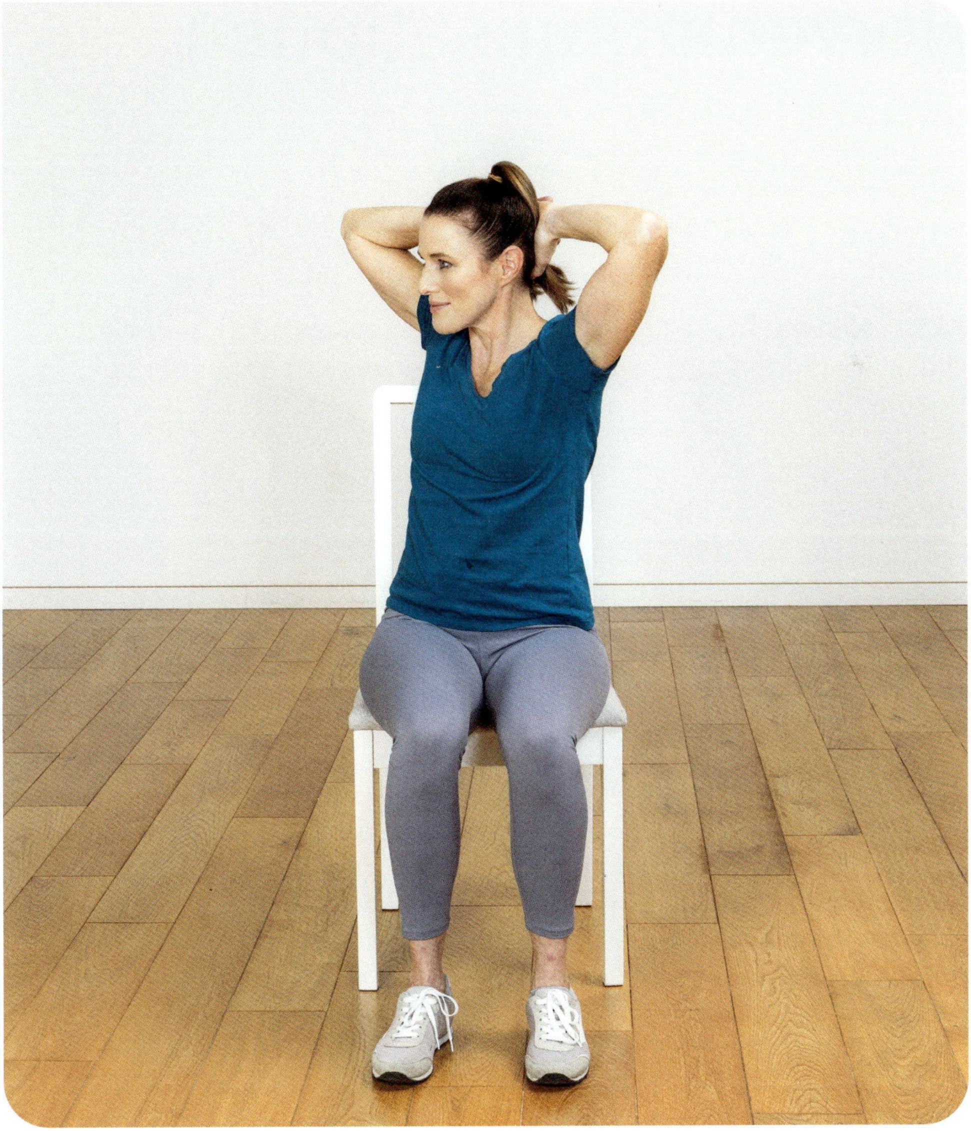

Nervenmobilisationen

Sanfte Nervenmobilisation hält den Ischias beweglich, reduziert Drucksituationen und kann Schmerzen sowie Kribbeln effektiv lindern.

Der Ischiasnerv muss sich – wie alle anderen Nerven auch – ständig an Bewegungen und Aktivität anpassen. Dies geschieht über Längen- und Spannungsänderung. Die bindegewebigen Hüllen des Nervs können sich ineinanderschieben, was den Nerv verkürzt, und für Verlängerung gleiten die Hüllen wieder auseinander (ähnlich wie bei einer Teleskopangel).

Nerven durchziehen den gesamten Körper von der Zentrale (zentrales Nervensystem) bis in die Peripherie und stehen in engem Kontakt zu Muskeln, Knochen, Sehnen, Blutgefäßen und Bindegewebe. An besonders engen Kontaktstellen kann der Nerv erhöhtem Druck ausgesetzt sein, worauf er oft mit Schmerz, Kribbeln oder Taubheitsgefühlen antwortet. Ursache ist meist eine reduzierte Durchblutung aufgrund des Drucks – und Nerven sind »blutgierig«: Das Nervensystem nimmt etwa 25 % der Blut- und Sauerstoffversorgung des Körpers in Anspruch, obwohl es gerade mal 2 % Anteil an der gesamten Körpermasse hat. Nerven sind das verbindende Element im Netzwerk Mensch.

Wird ein Nerv aufgrund einer ungünstigen Drucksituation schlechter mit Blut und Sauerstoff versorgt, meldet sich das Nervensystem. In den allermeisten Fällen entstehen Drucksituationen durch alltägliche Faktoren wie Stress, monotone Körperhaltungen, Bewegungsmangel oder ungünstige Körperspannung – und lassen sich durch einfache Veränderungen und gezielte Bewegung verbessern.

Der Ischiasnerv verläuft von der unteren Lendenwirbelsäule durch das Becken, über das Gesäß bis in die Oberschenkelrückseite zum Knie. Werden die Beine oder der Oberkörper nach vorne bewegt, steigt die Spannung im Ischiasnerv – insbesondere, wenn sich Beine und Oberkörper gleichzeitig aufeinander zubewegen, z. B., wenn wir uns im Sitzen über die gebeugten Beine nach vorne lehnen. Bewegen sich die Beine und der Oberkörper voneinander weg, entspannt sich der Ischiasnerv. Übungen, bei denen Nerven und das umliegende Gewebe (Muskeln, Knochen, Gelenke, Bänder etc.) gezielt bewegt werden, reduzieren den Druck und machen Nerven und Nervenhüllen geschmeidiger und beweglicher.

Der Ischiasnerv kann durch sanfte Bewegungen des Beckens, der Hüfte, der Knie und der Füße mobilisiert und in seiner Position verändert werden. Übungen wie Knie anbeugen, Hüfte strecken, Fußbewegungen oder Oberkörperdrehungen sind bestens geeignet, diesem großen Nerv Abwechslung zu bieten und auch Schmerzsymptome zu reduzieren.

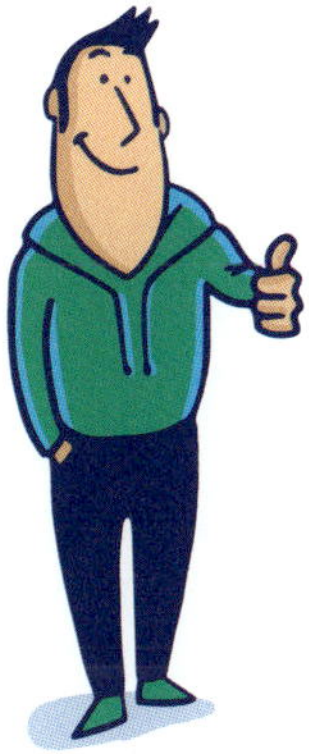

Bewegliche Nerven und elastische Nervenhüllen sind drucktoleranter und verursachen weniger Beschwerden.

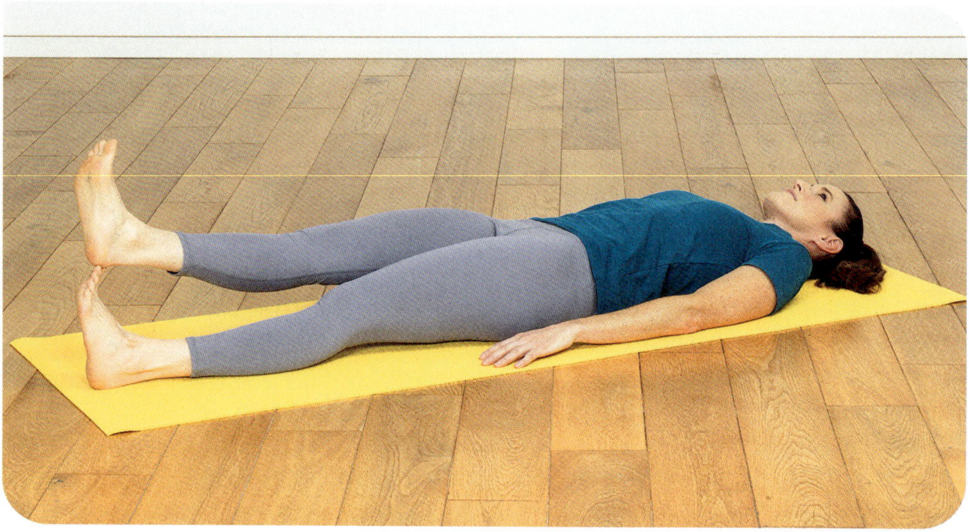

Beinspieler

Ausgangsposition: Legen Sie sich auf den Rücken. Sie können sich auf Unterarme stützen oder auf den Rücken legen.

Bewegung: Legen Sie abwechselnd ein Bein über das andere, während der Oberkörper in der Mitte gehalten wird.

Therapeutische Tipps: Zu Beginn genügt es, die Beine aufeinanderzulegen, z. B. die Ferse auf die Fußspitze des unteren Beins (Bild), oder Unterschenkel auf Unterschenkel. Wenn die Symptome geringer geworden sind, kann die Bewegung vergrößert werden. Dazu führen Sie ein Bein über das andere und stellen die Fußsohle auf dem Boden auf.

Varianten: Bei Bedarf kann der Rücken mit Kissen gepolstert werden.

Empfohlene Dosierung: 3 × 12–15 Wiederholungen mit jedem Bein

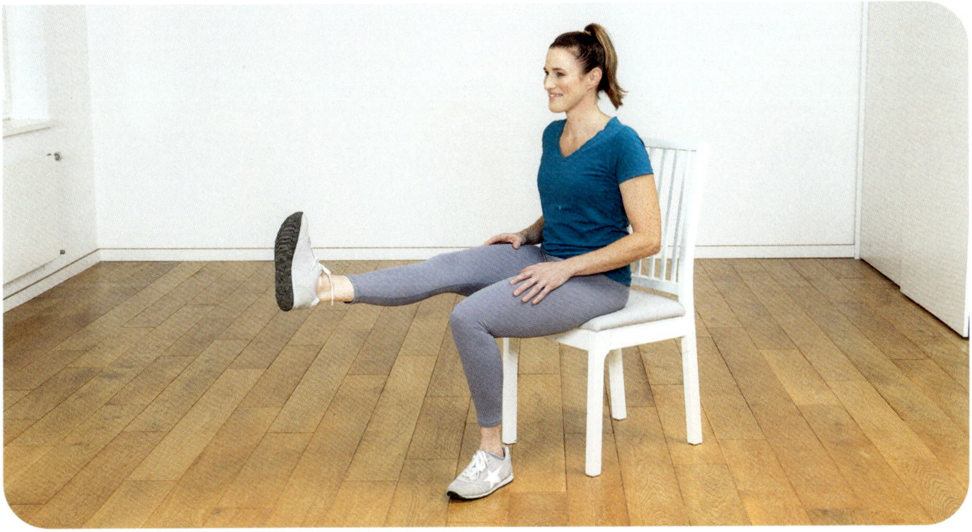

Beinstrecker

Ausgangsposition: Setzen Sie sich auf einen Stuhl, möglichst im vorderen Drittel der Sitzfläche. Die Füße stehen etwa eine Fußbreite auseinander.

Bewegung: Strecken Sie abwechselnd ein Bein nach vorne.

Therapeutische Tipps: Spüren Sie nach, ob Sie das Knie auf beiden Seiten gleichermaßen ohne Beschwerden strecken können. Wenn Schmerz oder Missempfindungen (z. B. Ziehen, Kribbeln, Taubheitsgefühl) auftreten, verkleinern Sie den Bewegungsumfang und strecken Sie das Knie nicht ganz durch.

Varianten: Lehnen Sie den Oberkörper an die Stuhllehne oder beugen Sie ihn nach vorne. Testen Sie, was für Sie angenehmer ist.

Empfohlene Dosierung: 3 × 12–15 Wiederholungen mit jedem Bein

Rutscher

Ausgangsposition: Legen Sie sich mit aufgestellten Beinen auf den Rücken. Platzieren Sie ein Handtuch unter den Fersen. ❶ Wenn Sie wollen, können Sie ein Kissen unter den Kopf legen.

Bewegung: Schieben Sie das Handtuch mit den aufgestellten Füßen vom Körper weg. ❷ Dabei rutscht das Handtuch über den Boden und erleichtert die Bewegung. Machen Sie die Bewegung nur so groß, wie es sich für Sie angenehm anfühlt – die Beine müssen nicht vollständig gestreckt werden. Ziehen Sie dann die Beine wieder zum Gesäß.

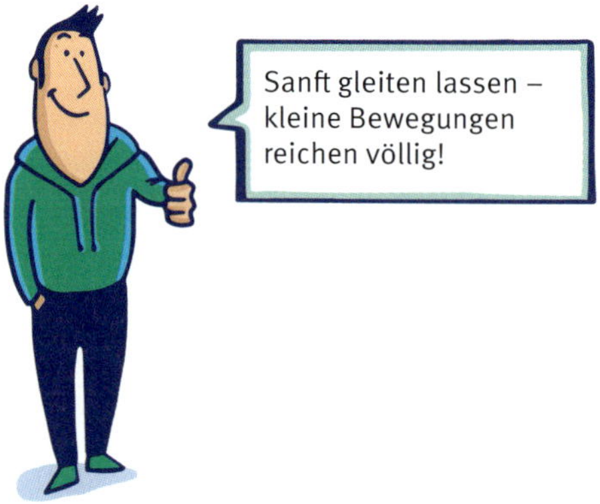

Therapeutische Tipps: Spielen Sie mit Bewegungsgröße, Tempo und Wiederholungsanzahl. Lassen Sie die Füße anfangs nur so weit vom Becken weggleiten, wie es sich gut anfühlt. Finden Sie den Bewegungsabschnitt, der Ihnen die größte Entlastung bringt, und machen Sie die Bewegung genau in diesem Bereich.

Varianten: Variieren Sie den Abstand der Füße voneinander auf dem Handtuch. Wie ändern sich das Gefühl und die Übung dadurch?

Empfohlene Dosierung: 3 × 8–10 Wiederholungen

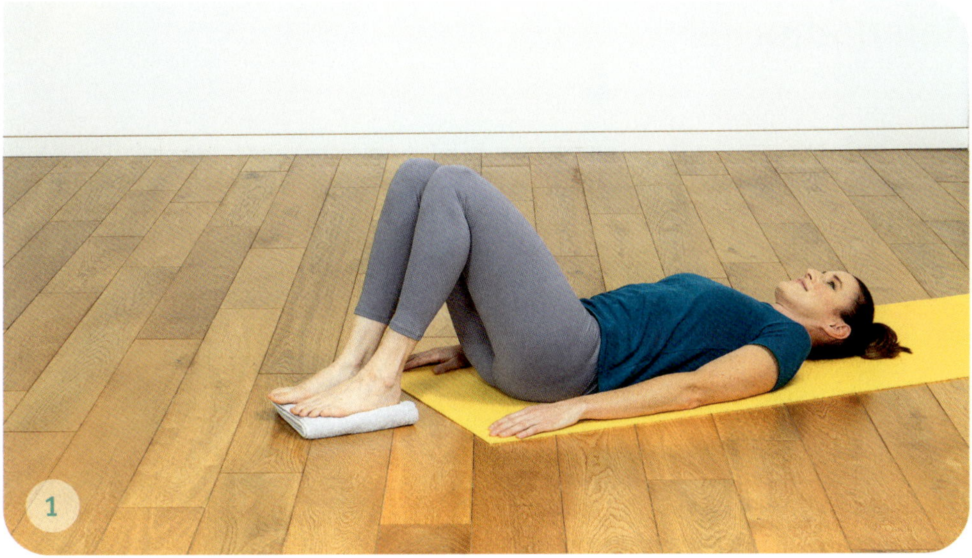

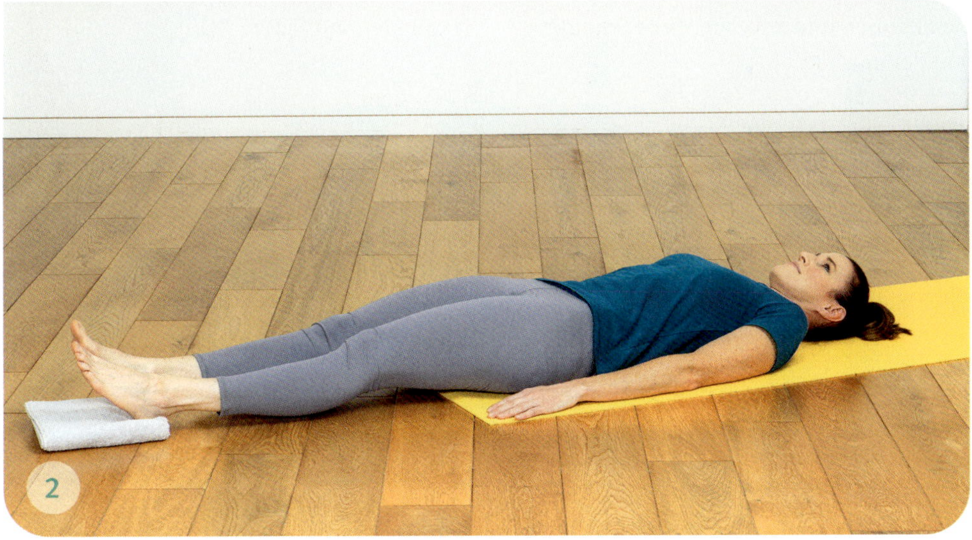

Beindreher

Ausgangsposition: Legen Sie sich bequem auf den Rücken, beide Beine liegen entspannt am Boden.

Bewegung: Drehen Sie ein gestrecktes Bein langsam nach außen und wieder zurück in die Ausgangsposition. Die Drehung findet im Hüftgelenk statt. Wiederholen Sie die Bewegung mit dem anderen Bein.

Therapeutische Tipps: Spüren Sie nach, wie weit Sie die Beine nach außen drehen können und wie sich Ihre Symptome, z.B. Spannung oder Schmerz, während der Bewegung verhalten. Vergleichen Sie dabei Ihr rechtes mit Ihrem linken Bein. Wählen Sie vorerst den Bewegungsbereich aus, in dem sich die Übung am angenehmsten anfühlt.

Varianten: Sie können Ihre Beine in der Kniekehle mit einem Kissen unterlagern und auch ein Kissen unter den Kopf platzieren, wenn das angenehmer ist.

Empfohlene Dosierung: 3 × 8–10 Wiederholungen mit jedem Bein

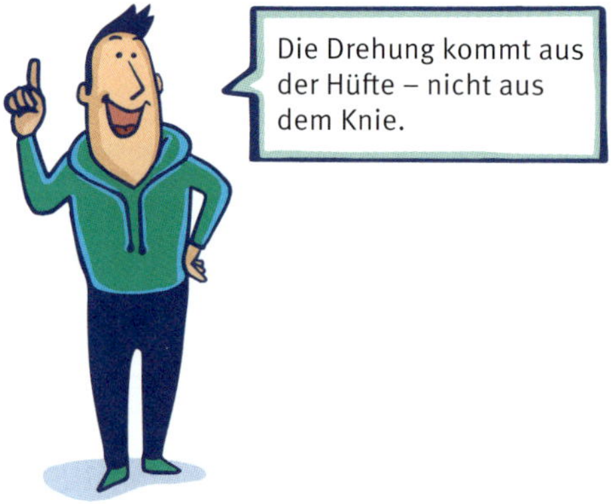

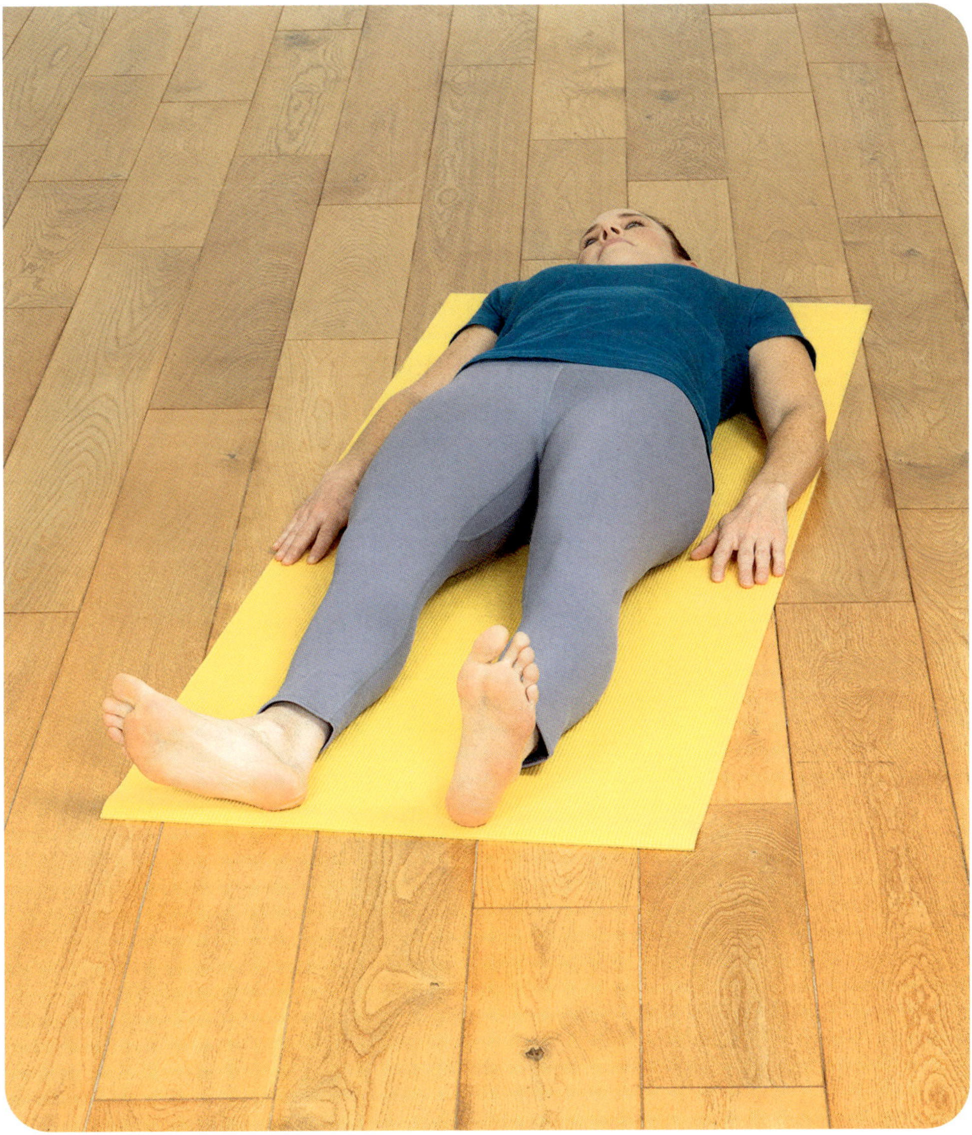

Kleiner Käfer

Ausgangsposition: Legen Sie sich auf den Rücken, die Knie sind gebeugt, die Füße sind aufgestellt. ❶

Bewegung: Heben Sie abwechselnd ein Bein an, bis der Oberschenkel senkrecht zur Decke steht. ❷ Stellen Sie dann den Fuß wieder auf dem Boden ab. Führen Sie die Bewegung anfangs eher langsam und gleichmäßig aus. Spielen Sie mit der Bewegungsgröße: Sie können zu Beginn auch nur den Fuß knapp vom Boden lösen und wieder aufstellen. Jede Bewegung zählt, auch wenn Sie noch so klein und unscheinbar ist.

Therapeutische Tipps: Mit dieser Übung soll vor allem der Ischiasnerv gegen das umliegende Kontaktgewebe bewegt werden. Beginnen Sie mit Ihrem persönlichen Wohlfühltempo.

Varianten: Die Füße können auch breiter aufgestellt werden. Testen Sie in der Akutphase, welcher Abstand für Sie am angenehmsten ist.

Empfohlene Dosierung: 3 × 12–15 Wiederholungen mit jedem Bein

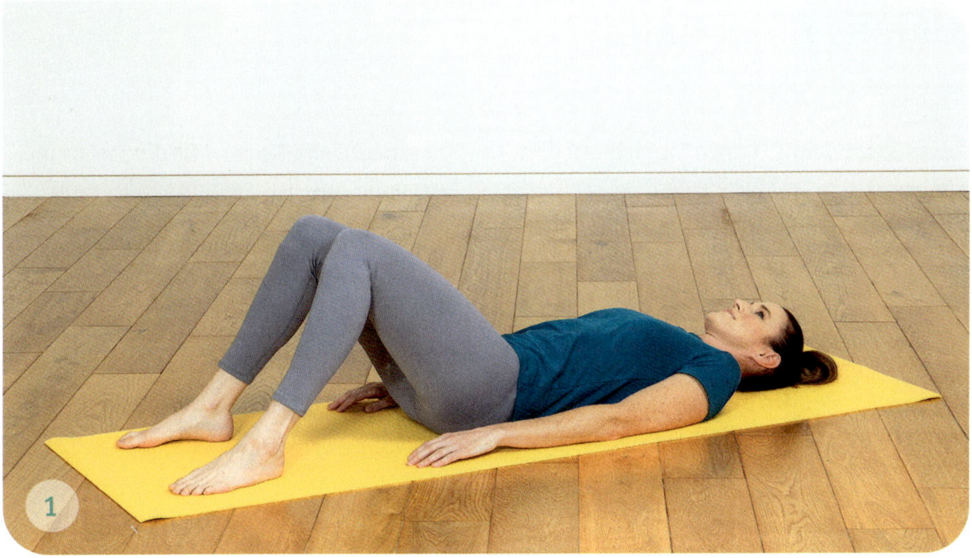
1

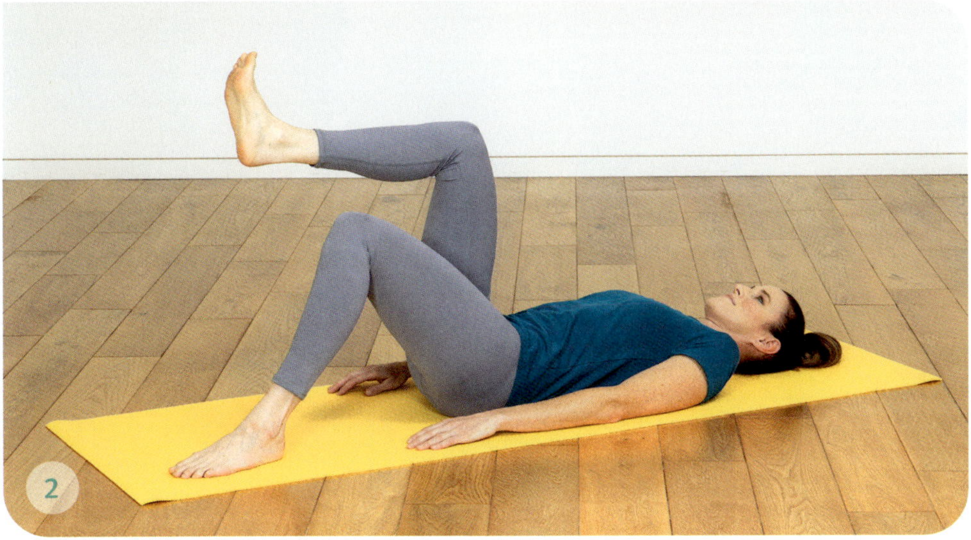
2

Kleines Kniependel

Ausgangsposition: Legen Sie sich auf den Rücken und heben Sie ein Bein an. Halten Sie es locker in der Kniekehle, das Knie bildet ungefähr einen 90°-Winkel. Oberkörper und Kopf liegen entspannt auf dem Boden. ❶

Bewegung: Beugen Sie langsam und kontrolliert das Knie ❷ und strecken Sie es wieder bis in den 90°-Winkel. Der Fuß darf dabei in Richtung Boden absinken.

Therapeutische Tipps: Führen Sie kleine, langsame Bewegungen aus – das kann Schmerzen modulieren. Unterstützen Sie Kopf und Oberkörper bei Bedarf mit Kissen.

Varianten: Der Oberschenkel kann näher oder weiter herangeholt werden – je nachdem, was besser ist.

Empfohlene Dosierung: 3 × 12–15 Wiederholungen mit jedem Bein

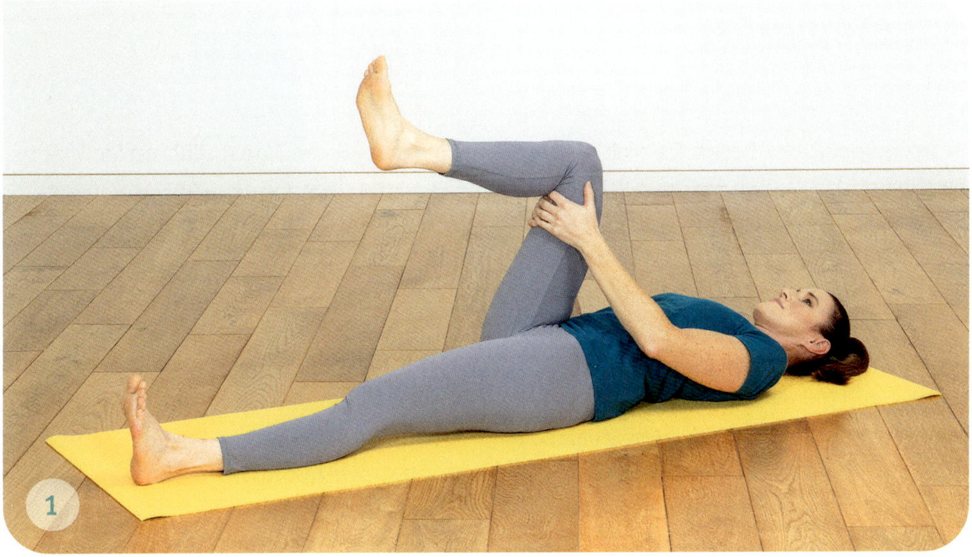
1

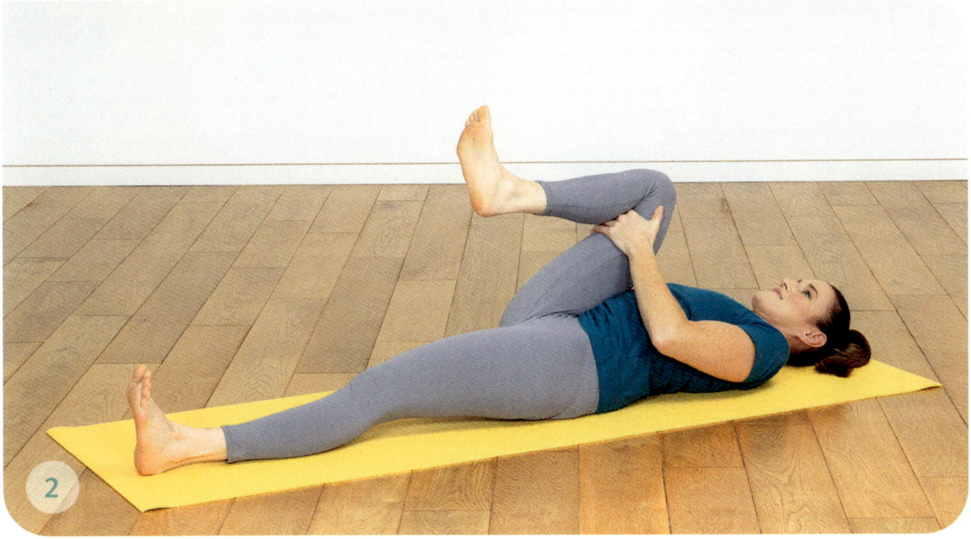
2

Kniebeuger

Ausgangsposition: Legen Sie sich in Bauchlage und stellen Sie die Zehen auf den Boden. Die Hände können locker unter das Becken gelegt werden – testen Sie, ob es sich so angenehmer anfühlt. ❶

Bewegung: Beugen Sie abwechselnd Ihr rechtes und linkes Knie und führen Sie die Ferse zum Gesäß. ❷ Spüren Sie nach, wie weit Sie Ihre Knie ohne Beschwerden beugen können und passen Sie die Bewegungsgröße daran an. Ein leichtes Ziehen an der Oberschenkelvorderseite ist normal.

Therapeutische Tipps: Anfangs genügt es, wenn Sie die Zehen knapp vom Boden lösen und das Knie nur wenig beugen. Mit der Zeit gewöhnt sich Ihr Körper an die Bewegung und der Bewegungsumfang kann größer werden.

Varianten: Legen Sie die Beine enger oder breiter ab und variieren Sie die Bewegungsgröße der Kniebeugung.

Empfohlene Dosierung: 3 × 12–15 Wiederholungen mit jedem Bein

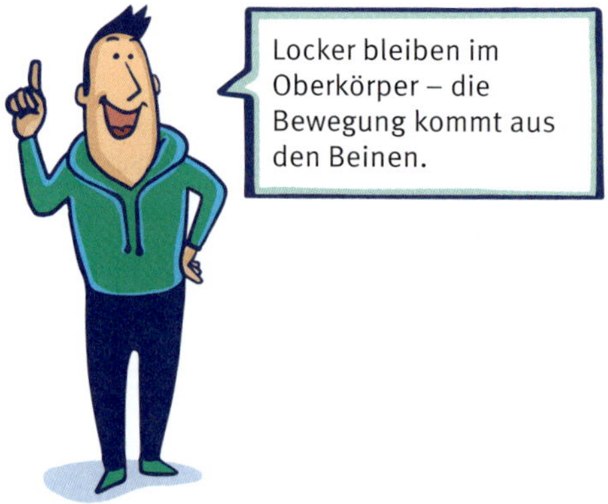

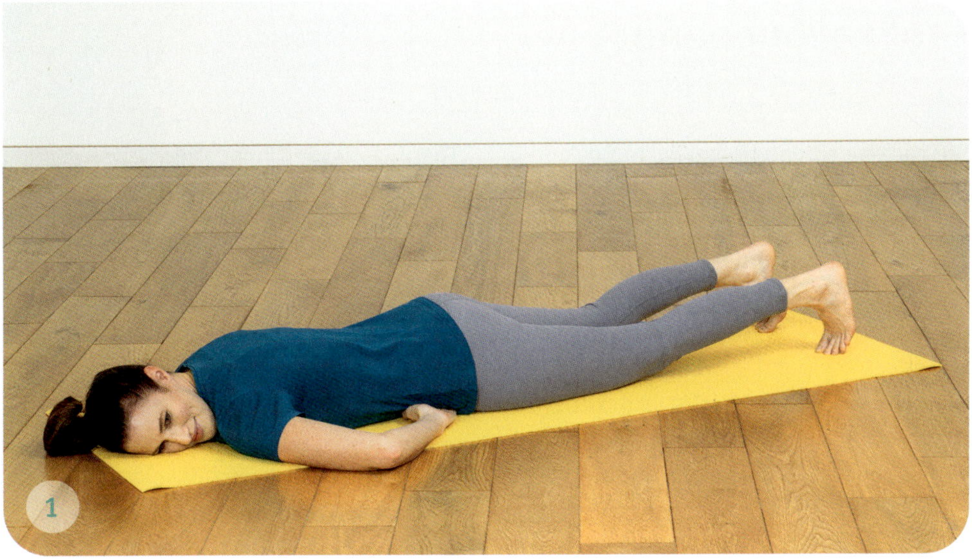
1

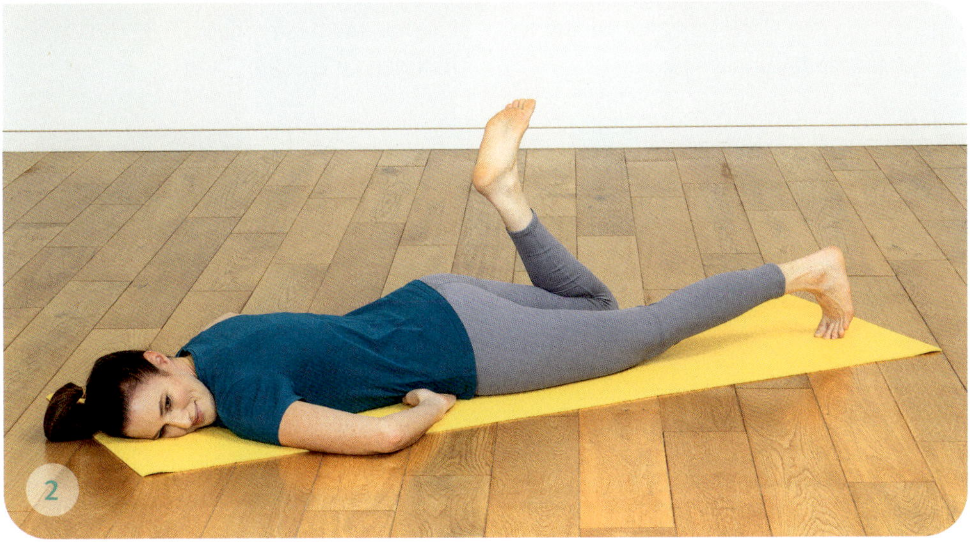
2

Großes Kniependel

Ausgangsposition: Heben Sie in Rückenlage ein Bein an und halten Sie es locker in der Kniekehle. Das Knie bildet einen 90°-Winkel. Oberkörper und Kopf liegen entspannt am Boden. ❶

Bewegung: Von der 90°-Position aus wird das Knie langsam gestreckt, so dass der Unterschenkel zunehmend in die Senkrechte kommt. ❷ Testen Sie, wie weit Sie das Knie strecken können, bevor Spannung oder gar Schmerz auftreten. Gehen Sie über diese Grenze nicht hinaus. Lassen Sie dann den Unterschenkel wieder in die Ausgangsposition absinken.

Therapeutische Tipps: Diese Übung dient vor allem der Mobilisation des Ischiasnervs. Falls Ziehen, Kribbeln oder Schmerzen auftreten, verkleinern Sie den Bewegungsumfang und variieren Sie das Tempo (langsamer oder schneller – was ist besser für Sie?). Üben Sie nur bis knapp vor die Symptomgrenze.

Varianten: Der Oberschenkel kann unterschiedlich nah an den Oberkörper herangezogen und gehalten werden.

Empfohlene Dosierung: 3 × 8–10 Wiederholungen mit jedem Bein

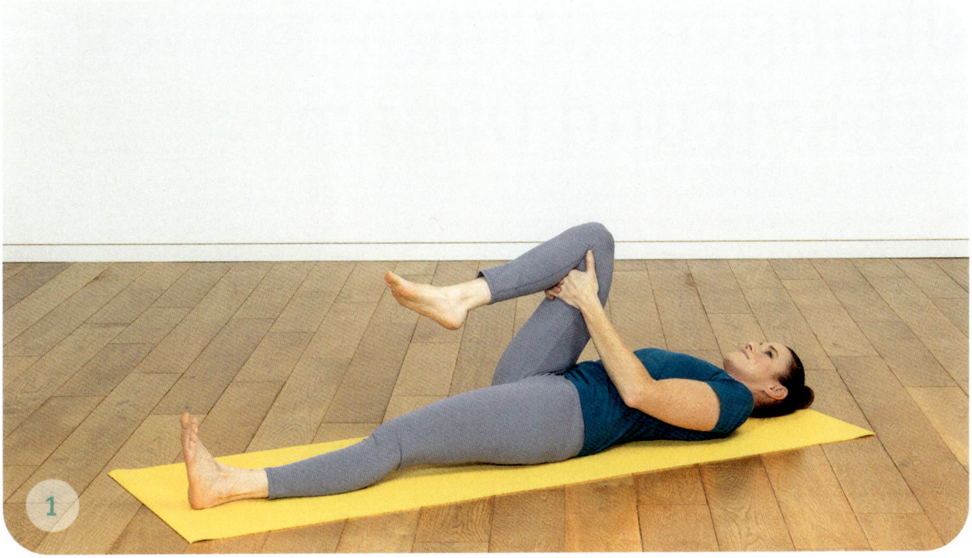
1

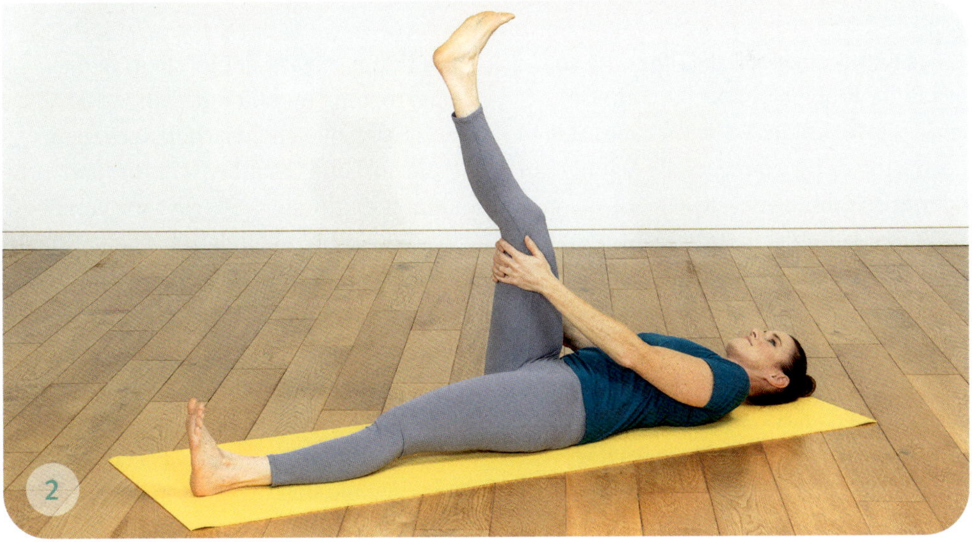
2

Übungen für mehr Beweglichkeit und Dynamik

Sanfte Bewegungen für das ISG bringen Dynamik ins Becken und schenken Rücken und Nerven spürbare Erleichterung.

Das Iliosakralgelenk (ISG) ist eine sogenannte Amphiarthrose, also ein Gelenk mit minimaler Beweglichkeit. Dennoch kann es für starke lokale Schmerzen oder Ausstrahlungen, etwa in Form von Reizung des Ischiasnervs, verantwortlich sein. Das ISG ist beidseitig angelegt, es gibt also ein rechtes und ein linkes Gelenk. Mit Galgenhumor könnte man sagen: Doppelte Möglichkeit für Beschwerden … Und da das Gelenk nun einmal an einer sehr zentralen Stelle im Körper liegt, sind Probleme in diesem Bereich eine besondere Beeinträchtigung.

Die Hauptaufgabe des ISG liegt in der Übertragung und Modulation von Kräften: Es vermittelt zwischen Kreuzbein (Sakrum) und Darmbein (Ilium) und steuert damit die Weiterleitung von Bewegungen zwischen dem Becken und der Wirbelsäule. Gerade die Druckmodulation ist ein wichtiger Faktor für das Nervensystem im Allgemeinen und den Ischiasnerv im Besonderen. Die gelenkigen Beckenverbindungen sorgen auch für einen Schutz der örtlichen Nerven bei Bewegung und Belastungen im Alltag. Bewegung ist auch hier alternativlos.

Gerade weil das ISG nur eine minimale Beweglichkeit aufweist, sind es oft die kleinen, gezielten Bewegungen, die eine große Wirkung entfalten. Schon geringe Bewegungsgrößen reichen aus, um die Strukturen rund um das Gelenk zu entlasten und positive Signale an das Nervensystem zu senden. Kleine, kontrollierte Bewegungen sind sogar meist zielführender und werden von den meisten Betroffenen als entlastender und wohltuender empfunden.

Bei den gezielten Bewegungen stehen vor allem Wahrnehmung und Bewegungskontrolle im Vordergrund. Es geht weniger um Kraft oder Ausdauer, sondern um eine bessere Koordination zwischen Becken und Wirbelsäule. Ziel ist ein beweglicheres Becken, eine dynamischere, anpassungsfähigere Wirbelsäule und damit eine Reduktion der Symptome. Langfristig fördern diese Bewegungen eine größere Belastungstoleranz im Alltag – egal ob beim Sitzen, Gehen, Heben oder bei sportlichen Aktivitäten.

Nehmen Sie sich gleich ein paar Minuten Zeit und probieren Sie die Übungen aus. Warten Sie nicht auf den »richtigen Moment« – schon kleine Bewegungen im Alltag können große Wirkung haben. Bleiben Sie neugierig, testen Sie Varianten und passen Sie die Übungen an Ihre Tagesform an. Je regelmäßiger Sie üben, desto besser lernt Ihr Körper, Spannungen loszulassen, Bewegungen wieder zuzulassen und Schmerzen zu reduzieren. Jeder Schritt zählt – beginnen Sie am besten noch heute.

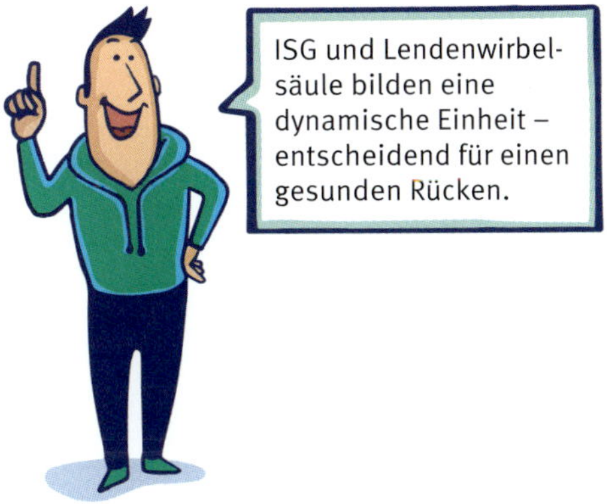

Krabbler

Ausgangsposition: Gehen Sie in den Vierfüßlerstand: Hände knapp vor den Schultern, Knie unter den Hüftgelenken. Der Oberkörper wird parallel zum Boden gehalten.

Bewegung: Heben Sie abwechselnd eine Hand leicht vom Boden ab ❶ – »krabbeln« Sie mit den Händen auf der Stelle. Dieselbe Bewegung können Sie mit den Knien machen: Heben Sie abwechselnd ein Knie vom Boden ab und »krabbeln« Sie mit den Knien auf der Stelle. ❷ Diese Übung trainiert nicht nur Ihre Beweglichkeit, sondern auch die Rumpfstabilität. Eine stabile Mitte entlastet Wirbelsäule und Nerven – und unterstützt Sie dabei, Schmerzen dauerhaft zu reduzieren.

Therapeutische Tipps: Halten Sie den Oberkörper möglichst stabil in der Mitte und verhindern Sie ein Schwanken nach rechts oder links.

Varianten: Wenn Sie die Krabbelbewegung mit Händen und Knien sicher beherrschen, können Sie beides verbinden: heben Sie diagonal eine Hand und das gegenüberliegende Knie an (rechte Hand mit linkem Knie, linke Hand mit rechtem Knie) und krabbeln Sie so auf der Stelle.

Empfohlene Dosierung: 3 × 20 Wiederholungen

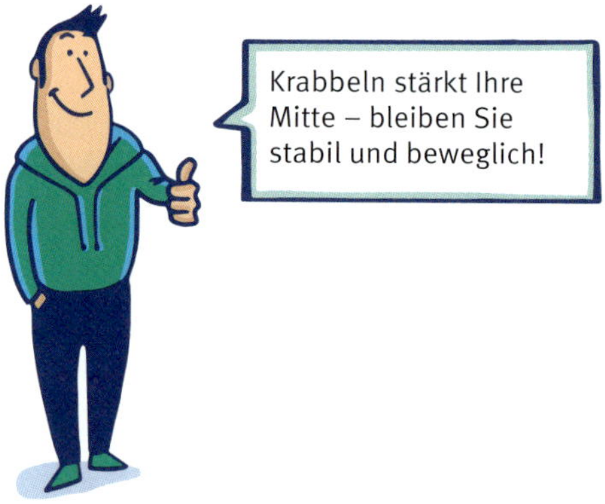

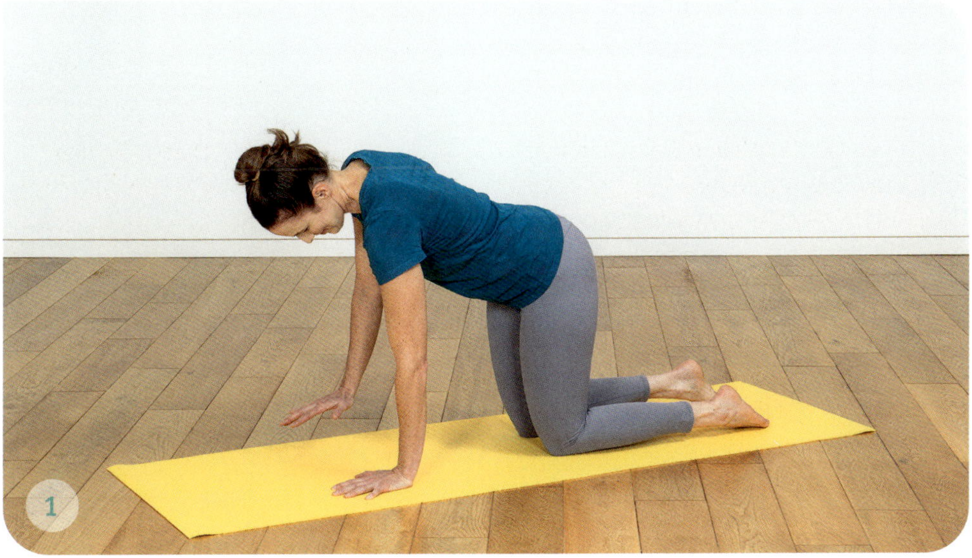
1

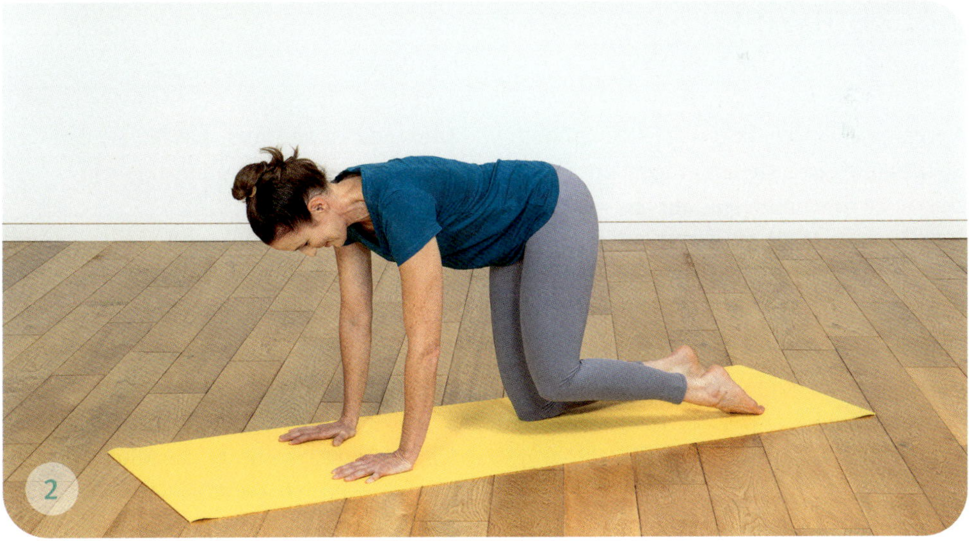
2

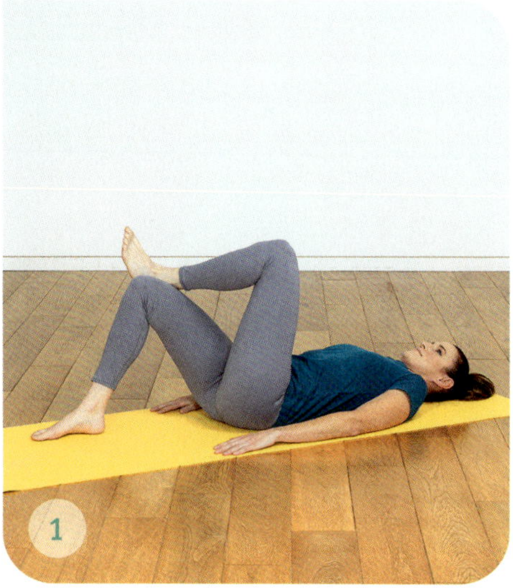

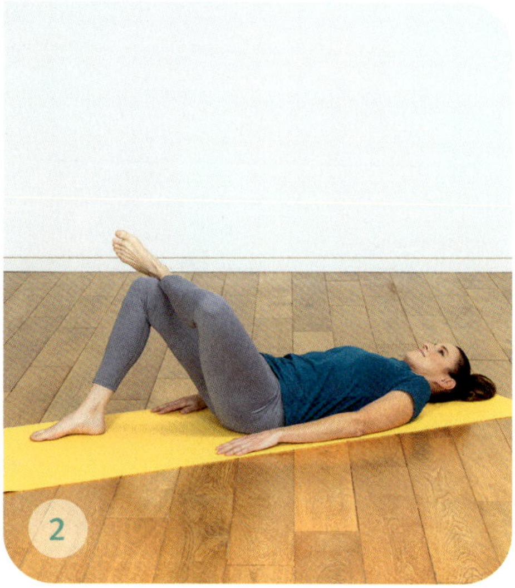

Beckentwist

Ausgangsposition: Legen Sie sich auf den Rücken, die Füße stehen aufgestellt. Platzieren Sie nun einen Fuß auf das gegenüberliegende Knie. ❶

Bewegung: Bewegen Sie das Knie langsam nach außen, während der Fuß auf dem anderen Bein liegen bleibt. ❷ Wiederholen Sie die Bewegung mehrmals und wechseln Sie dann die Seite.

Therapeutische Tipps: Lassen Sie den Rücken entspannt am Boden abgelegt.

Varianten: Diese Übung können die Seiten im Wechsel trainieren, oder Sie machen zuerst Ihre Wiederholungen mit dem rechten Bein und danach mit dem linken.

Empfohlene Dosierung: 3 × 15–18 Wiederholungen mit jedem Bein

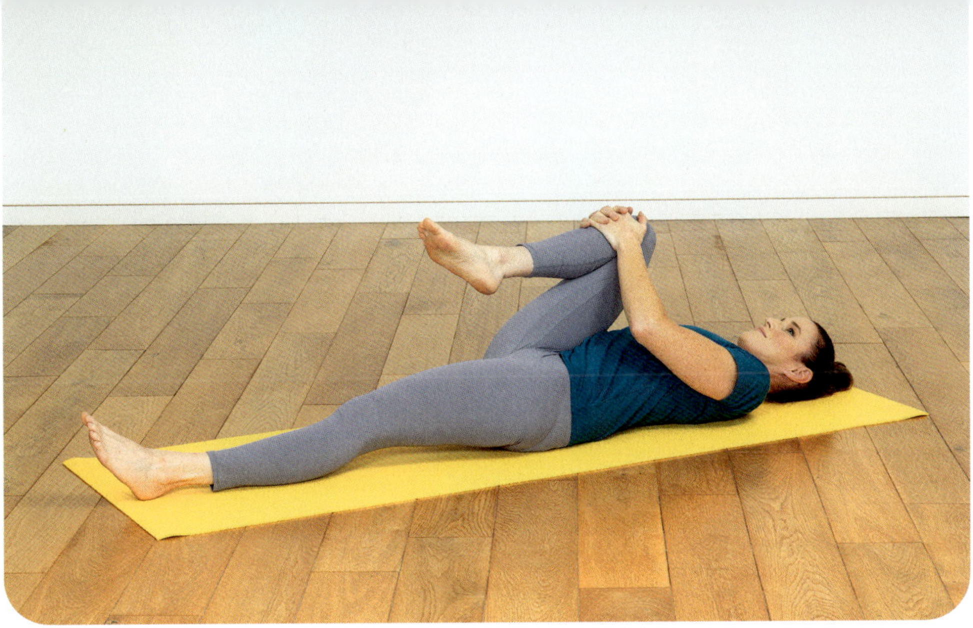

Beckenwippe

Ausgangsposition: Legen Sie sich auf den Rücken und ziehen Sie einen Oberschenkel zum Oberkörper heran und halten ihn fest.

Bewegung: Führen Sie den Oberschenkel mit einer federnden Bewegung mehrmals zum Oberkörper heran, bevor Sie das Bein wieder ablegen. Nun wird dieselbe federnde Bewegung mit dem anderen Bein durchgeführt.

Therapeutische Tipps: Mit dem Heranziehen des Oberschenkels darf das Becken sanft nachwippen.

Varianten: Unterstützen Sie Rücken und Kopf bei Bedarf mit einem Kissen.

Empfohlene Dosierung: 4 × 6–8 federnde Bewegungen mit jedem Bein

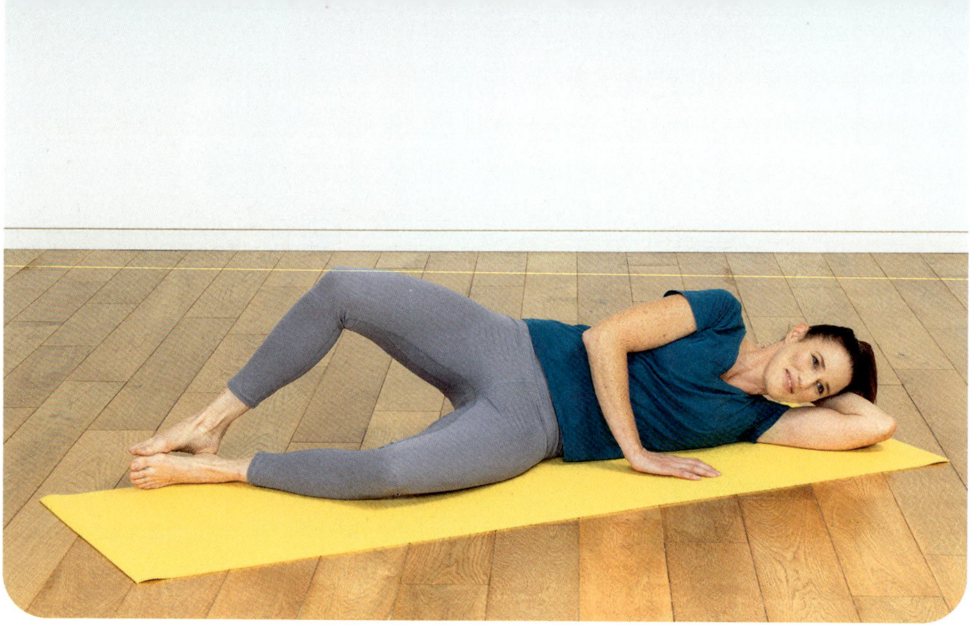

Muschel

Ausgangsposition: Legen Sie sich auf die Seite und platzieren Sie die Beine so aufeinander, dass Hüfte und Knie in etwa einen 90°-Winkel bilden.

Bewegung: Lassen Sie die Füße aufeinander liegen und heben Sie das obere Knie an, sodass es sich vom unteren Bein wegbewegt. Wiederholen Sie die Bewegung mehrmals: dann wechseln Sie die Seite und üben mit dem anderen Bein.

Therapeutische Tipps: Stützen Sie sich mit dem oberen Arm am Boden ab, um den Oberkörper besser zu stabilisieren.

Varianten: Verändern Sie den Winkel in Knie und Hüfte und prüfen Sie, welche Haltung am wohltuendsten wirkt.

Empfohlene Dosierung: 3 × 12–15 Wiederholungen mit jedem Bein

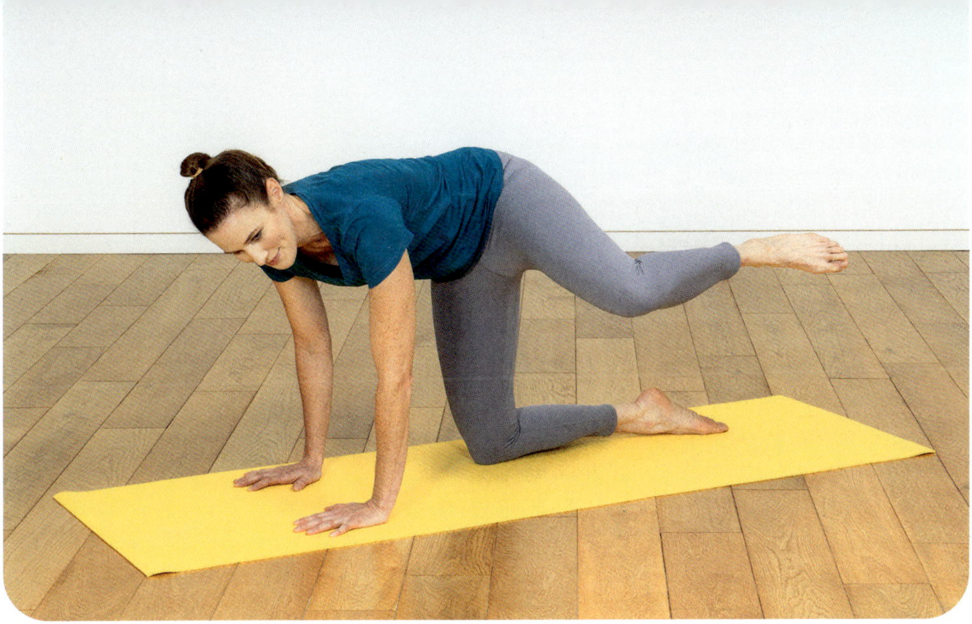

Beinheber

Ausgangsposition: Gehen Sie in den Vierfüßlerstand: Hände knapp vor den Schultern, Knie unter den Hüftgelenken.

Bewegung: Heben Sie abwechselnd ein Bein seitlich an, bis das Knie etwa auf der Höhe des Beckens ist. Senken Sie das Knie wieder ab und wechseln Sie die Seite.

Therapeutische Tipps: Versuchen Sie verschiedene Bewegungsgrößen und wählen Sie diejenige, die zunächst am angenehmsten ist.

Varianten: Sie können sich im Vierfüßlerstand auch auf den Unterarmen abstützen.

Empfohlene Dosierung: 3 × 8–10 Wiederholungen mit jedem Bein

Hüftmikado

Ausgangsposition: Gehen Sie in den Vierfüßlerstand: Hände knapp vor den Schultern, Knie unter den Hüftgelenken. Strecken Sie nun ein Bein nach hinten aus. ❶

Bewegung: Führen Sie das nach hinten gestreckte Bein mehrmals nach rechts ❷ und links ❸, möglichst ohne es dabei zum Boden abzusenken. Achten Sie darauf, das Bein während der Bewegung auf einer konstanten Höhe zu halten. Dann führen Sie die Bewegung auch mit dem anderen Bein durch.

Therapeutische Tipps: Wenn Sie die Arme leicht beugen, ist die Ausgangsposition für die Bewegung etwas stabiler.

Varianten: Sie können die Übung mit dem rechten und linken Bein im Wechsel durchführen, oder Sie machen zunächst 2–3 Durchgänge mit dem rechten Bein und danach mit dem linken Bein.

Empfohlene Dosierung: 3 × 8–10 Wiederholungen mit jedem Bein (in jede Richtung: innen/außen)

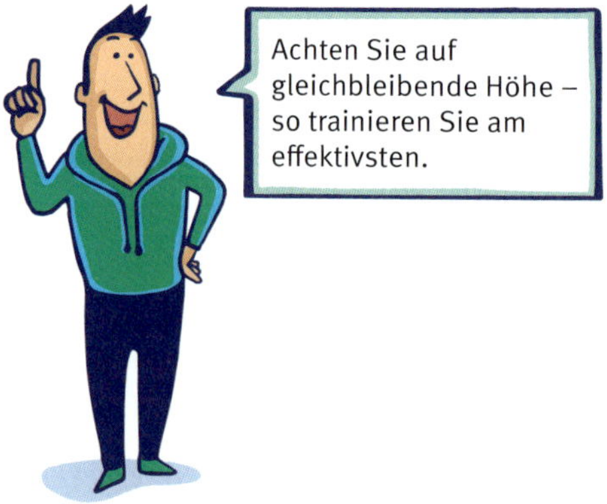

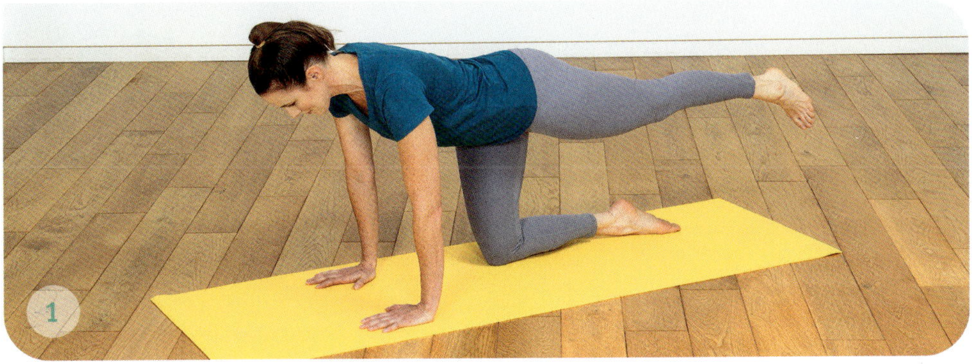
1

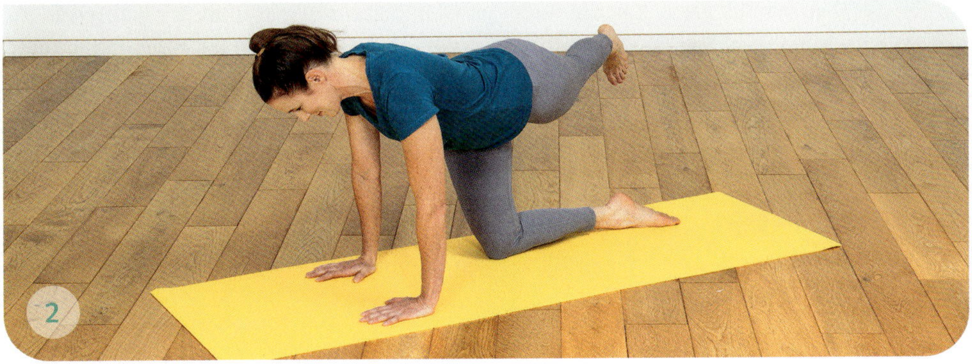
2

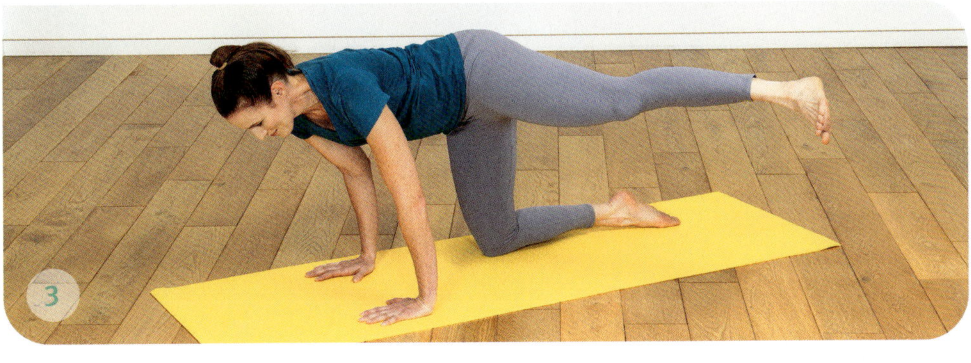
3

Skate

Ausgangsposition: Stellen Sie sich aufrecht hin.

Bewegung: Verlagern Sie das Gewicht auf ein Bein und führen Sie das andere Bein hinter das Standbein. Tippen Sie mit den Zehenspitzen kurz auf den Boden, bevor Sie das Bein wieder zurück in die Ausgangsposition bringen. Der Oberkörper bleibt dabei stabil in der Mitte. Wiederholen Sie die Übung mit dem anderen Bein. Diese Übung erinnert an Eislaufen – nur ohne Schlittschuhe. Sie kräftigt die seitliche Hüft- und Gesäßmuskulatur, verbessert die Stabilität im Becken und entlastet so die Lendenwirbelsäule.

Therapeutische Tipps: Sie können Ihrem Oberkörper mehr Stabilität geben, wenn Sie sich mit den Händen in der Taille abstützen.

Varianten: Variieren Sie die Bewegungsgröße der Beine. Zur Steigerung der Grundspannung können Sie während der Übung auch kleine Gewichte halten (Kurzhanteln: 2–5 kg).

Empfohlene Dosierung: 3 × 8–10 Wiederholungen mit jedem Bein

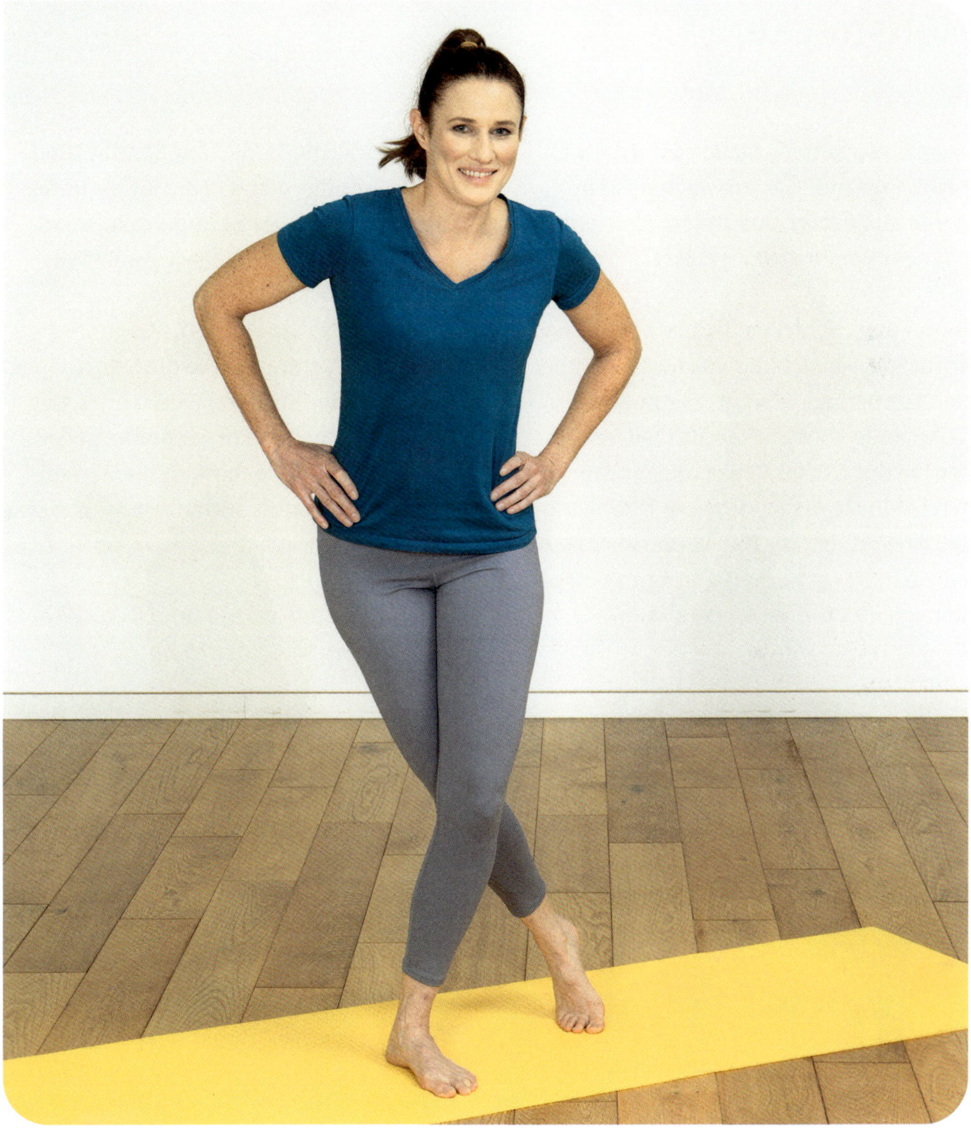

Hüftstrecker

Ausgangsposition: Gehen Sie in den Einbeinkniestand: Das rechte Bein steht vorne aufgestellt, das andere Knie wird auf dem Boden abgelegt. ❶

Bewegung: Schieben Sie das Becken nach vorne, sodass sich das vordere Knie über den Fuß hinaus bewegt. ❷ Am Bewegungsende können Sie sanft federn. Starten Sie mit 5 bis 6 Bewegungen, dann wechseln Sie die Seite. Diese Übung mobilisiert gezielt das ISG, verbessert die Beweglichkeit im Becken und kann Verspannungen im unteren Rücken lösen.

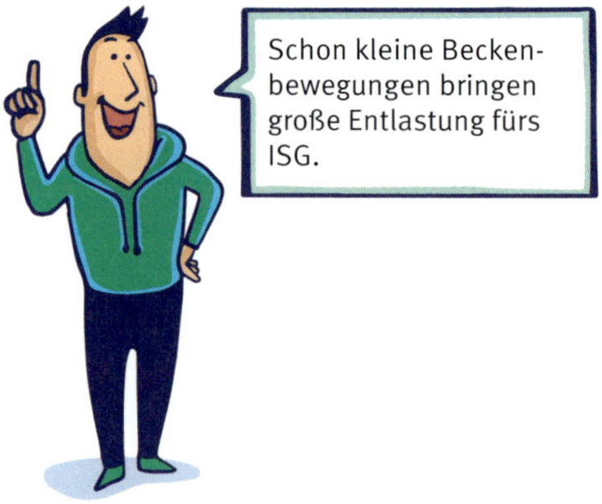

Therapeutische Tipps: Zur Mobilisation des ISG genügt bereits eine kleine Bewegung. Je größer das Bewegungsausmaß, desto stärker geht die Bewegung in die Lendenwirbelsäule über.

Varianten: Verändern Sie die Schrittlänge, indem Sie den vorderen Fuß weiter weg oder näher an den Körper heran stellen. Die Fußposition beeinflusst die Beckenstellung und damit auch die Bewegungen des ISG.

Empfohlene Dosierung: 3 × 15–20 Wiederholungen mit jedem Bein

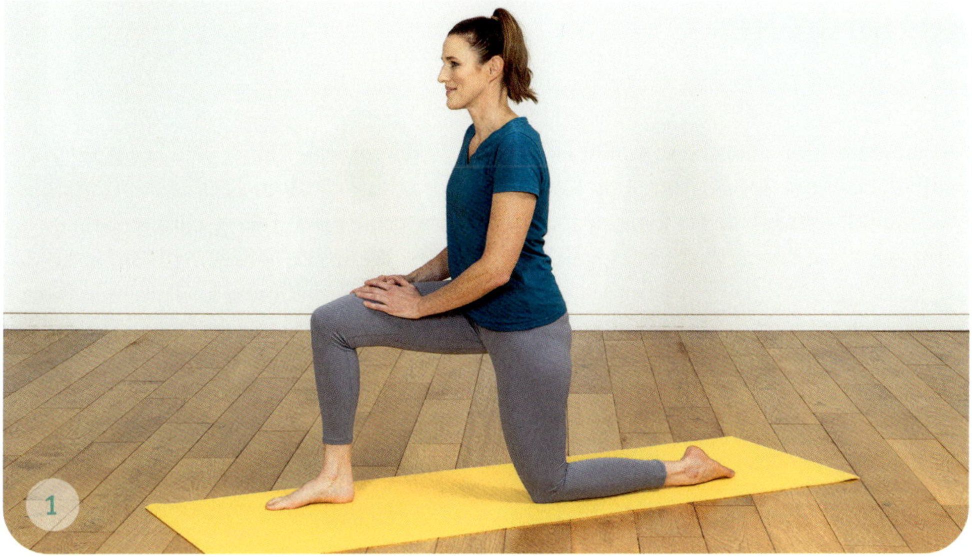
1

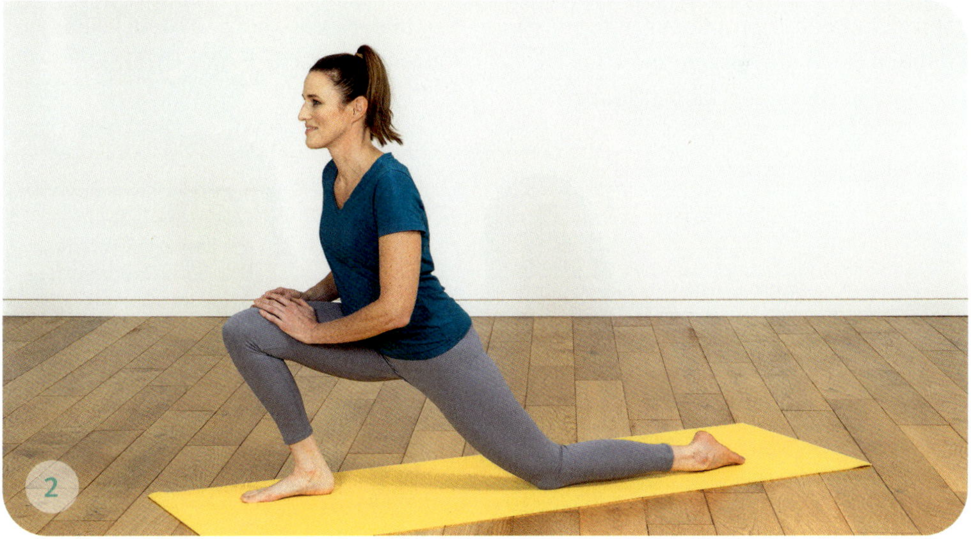
2

Rumpfdreher

Ausgangsposition: Legen Sie sich auf die Seite und beugen Sie die Hüfte und Knie etwa im 90°-Winkel an. Sie können auch gerne ein Kissen unter den Kopf legen. ❶

Bewegung: Drehen Sie den Oberkörper langsam auf den Rücken, während die Beine in der angewinkelten Seitlage-Position bleiben. Dabei strecken Sie den oberen Arm in Bewegungsrichtung nach hinten und legen ihn auf dem Boden ab. Drehen Sie auch den Kopf mit. Wenn Ihre Beweglichkeit es zulässt, können Sie die obere Schulter auf dem Boden ablegen. ❷ Kommen Sie in die Ausgangsposition zurück und wiederholen Sie die Übung.

Therapeutische Tipps: Beginnen Sie mit der schmerzhaften Seite oben: Legen Sie sich zunächst auf die nicht betroffene Seite. Wenn die Bewegung hier gut gelingt, kann die Übung auch auf der anderen Seite durchgeführt werden.

Varianten: Spielen Sie mit Hüft- und Kniebeugung: Suchen Sie die angenehmste Position für diese Übung. Verändern Sie den Hüft- und Kniewinkel auch gelegentlich während der Übung.

Empfohlene Dosierung: 3 × 6–8 Wiederholungen in beide Richtungen (rechts/links)

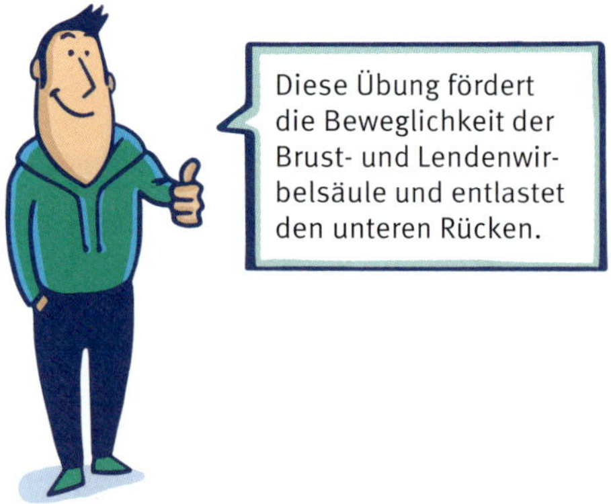

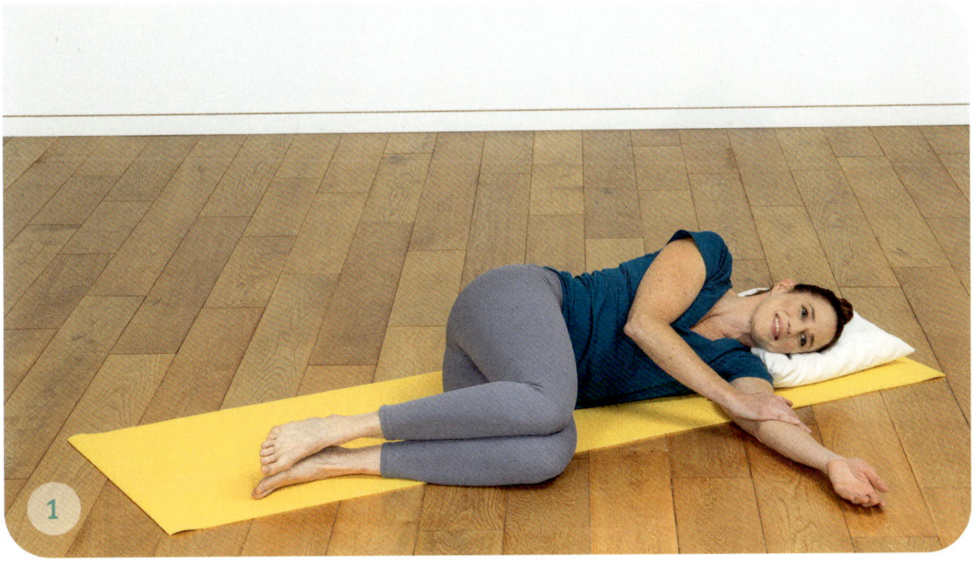
1

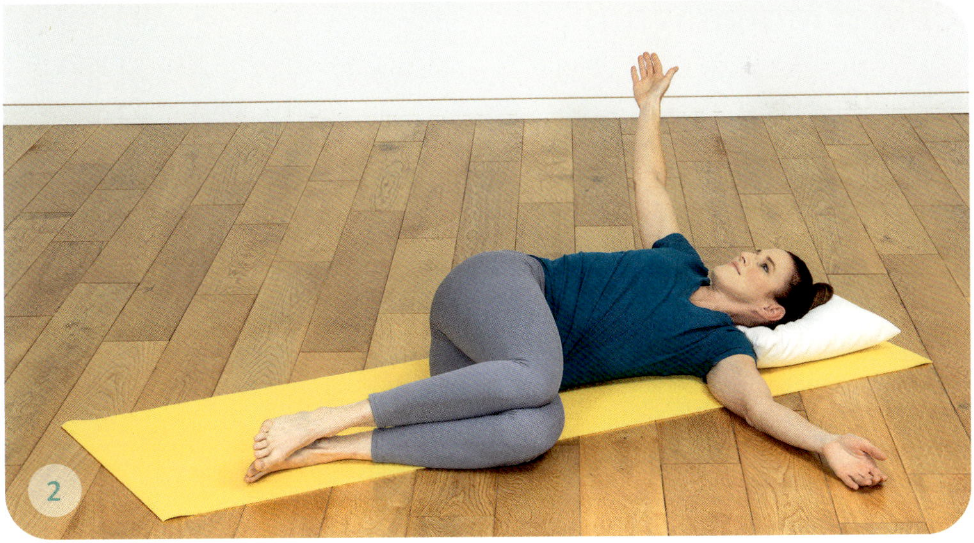
2

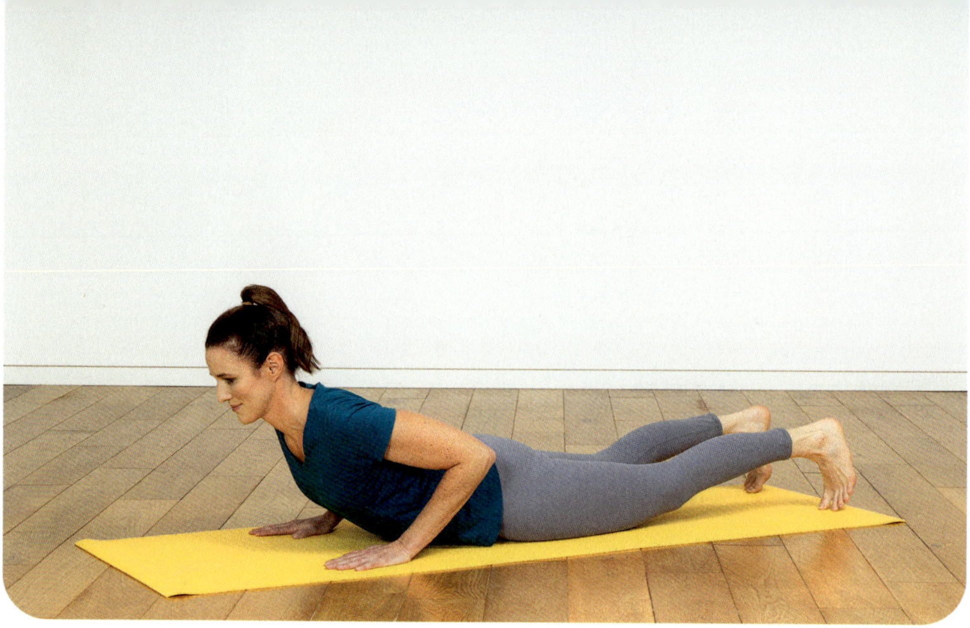

Kleiner Morgengruß

Ausgangsposition: Legen Sie sich in Bauchlage, die Beine liegen am Boden, die Füße sind aufgestellt. Stützen Sie die Hände neben dem Oberkörper auf.

Bewegung: Heben Sie den Oberkörper an, indem Sie sich mit den Armen nach oben stützen. Lassen Sie den Oberkörper anschließend wieder absinken.

Therapeutische Tipps: Beginnen Sie mit einer kleinen, wohltuenden Streckbewegung und lassen Sie das Becken und die Beine möglichst locker am Boden liegen. Vergrößern Sie das Bewegungsausmaß, sobald die Übung leichter fällt.

Varianten: Probieren Sie verschiedene Handpositionen aus: weiter vorne, hinten, außen. Variieren Sie regelmäßig, um neue Reize zu setzen.

Empfohlene Dosierung: 3 × 8–10 Wiederholungen

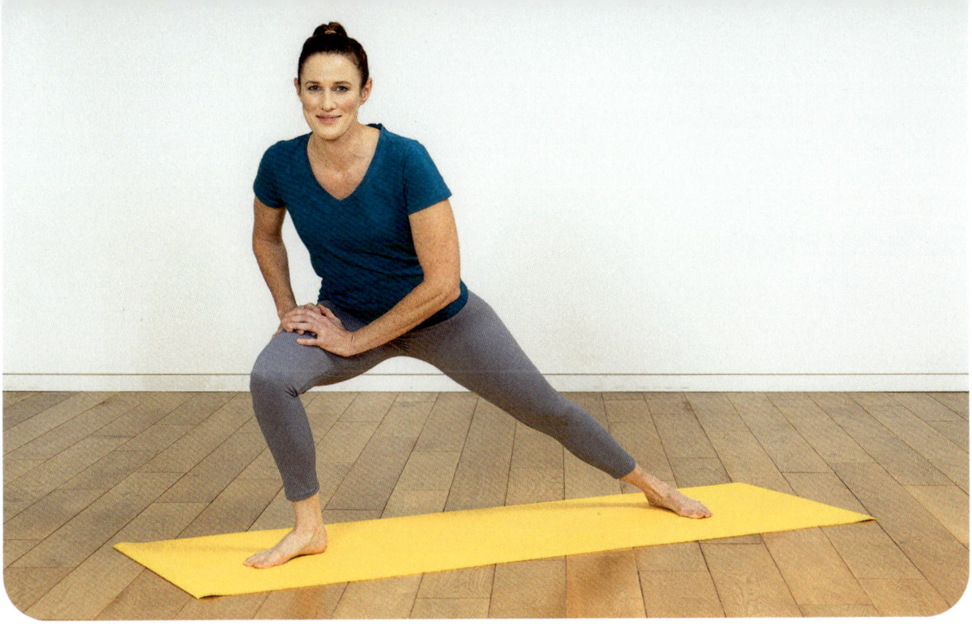

Dynamische Grätsche

Ausgangsposition: Stellen Sie sich in eine Grätschposition und verlagern Sie Ihr Körpergewicht auf eine Seite.

Bewegung: Verlagern Sie Ihr Körpergewicht kontrolliert auf die andere Seite und wieder zurück. Dabei beugen Sie ein Knie auf ca. 90° an, während das andere Bein gestreckt bleibt. Diese Übung kräftigt Beine und Becken, mobilisiert das ISG und verbessert die seitliche Stabilität.

Therapeutische Tipps: Beginnen Sie mit einer kleinen Bewegung, ohne das Knie schon auf 90° zu beugen, und steigern Sie sich langsam.

Varianten: Verändern Sie die Standweite der Füße immer wieder einmal.

Empfohlene Dosierung: 3 × 8–10 Wiederholungen in beide Richtungen (rechts/links)

Federdrehung

Ausgangsposition: Gehen Sie in eine große Schrittstellung: Das vordere Bein wird etwa um 90° im Knie gebeugt, während das hintere Bein nahezu gestreckt ist. Stützen Sie beide Hände links und rechts neben dem vorderen Bein ab. ❶

Bewegung: Lösen Sie den Arm der Gegenseite des vorderen Beins vom Boden. Drehen Sie den Oberkörper auf und ziehen Sie den Arm zur Decke – als wollten Sie dort einen Apfel pflücken. Mit dem gleichseitigen Arm des vorderen Beines stützen Sie sich weiterhin ab. ❷ Diese Übung verbindet Hüftöffnung mit Wirbelsäulenrotation und fördert Beweglichkeit, Stabilität und Entlastung des unteren Rückens. Üben Sie zu beiden Seiten.

Therapeutische Tipps: Die Drehung des Oberkörpers sollte anfangs in der Wohlfühlzone bleiben. Wenn die Übung leichter wird, die Spannung oder das Ziehen nachlassen, kann die Drehung vergrößert werden.

Varianten: Variieren Sie die Schrittlänge, um die Intensität anzupassen und Abwechslung in die Belastung zu bringen.

Empfohlene Dosierung: 3 × 8–10 Wiederholungen mit jedem Bein

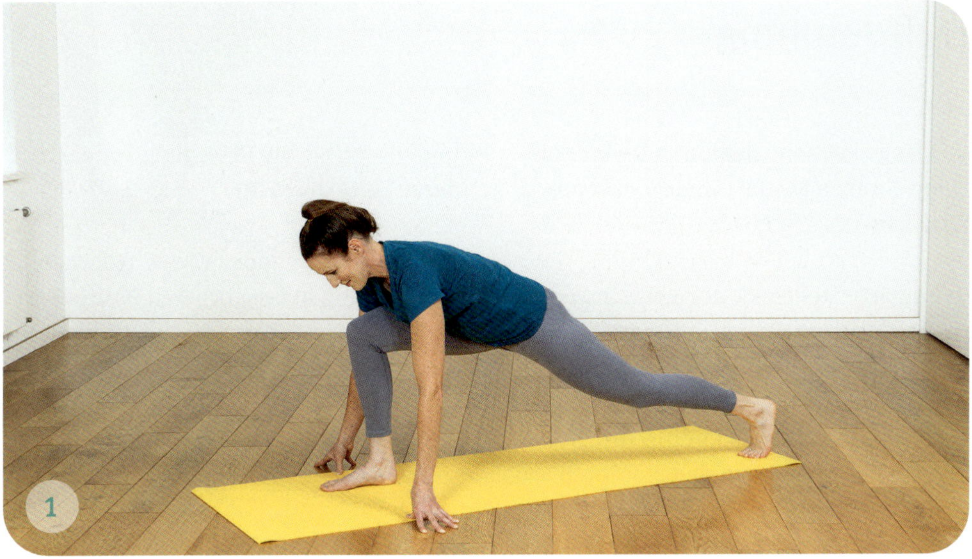
1

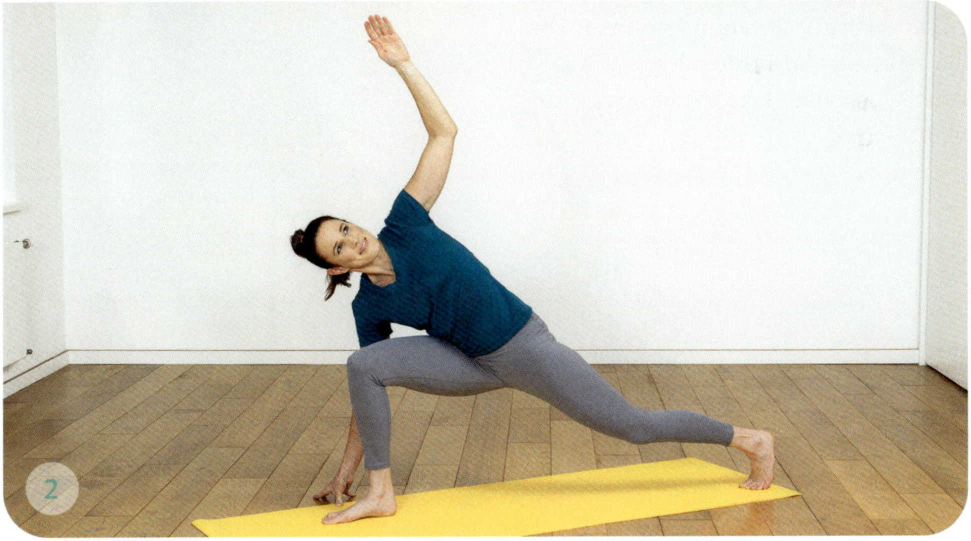
2

Hüftdehnung

Ausgangsposition: Beginnen Sie im Kniestand. Stützen Sie die Hände locker am Gesäß ab.

Bewegung: Stellen Sie abwechselnd ein Bein nach vorne. Schieben Sie das Becken nach vorne, bis eine Dehnung an der gegenüberliegenden Leiste zu spüren ist. Stützen Sie sich bei Bedarf mit den Händen am Boden oder auf dem vorderen Oberschenkel ab. ❶ Halten Sie diese Position 2–4 Sekunden. In dieser Haltung dehnen Sie die Hüftbeugemuskulatur, entlasten das Becken und verbessern die Beweglichkeit im unteren Rücken. Kommen Sie in die Ausgangsposition zurück und führen Sie die Bewegung auf der anderen Seite durch. ❷

Therapeutische Tipps: Kleine federnde Bewegungen in der vorderen Position können zusätzlich entlastend wirken.

Varianten: Verändern Sie die Schrittlänge des vorderen Beins, so können Sie die Intensität der Dehnung beeinflussen.

Empfohlene Dosierung: 3 × 8–10 Wiederholungen mit jedem Bein

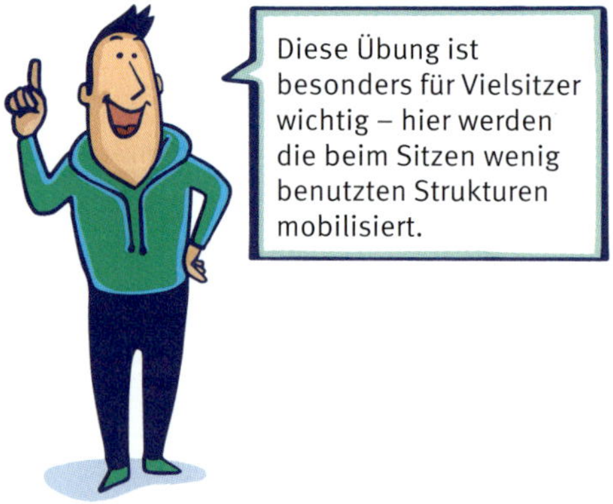

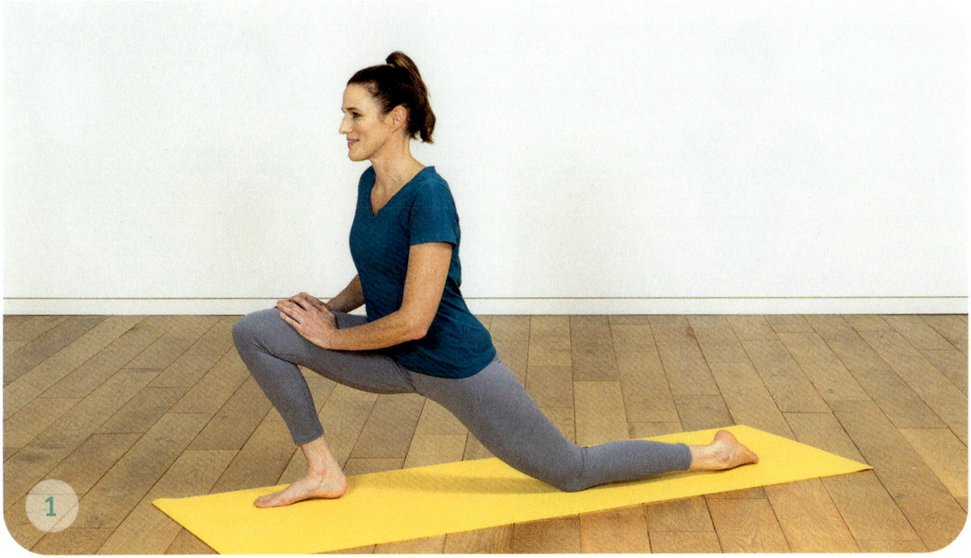
1

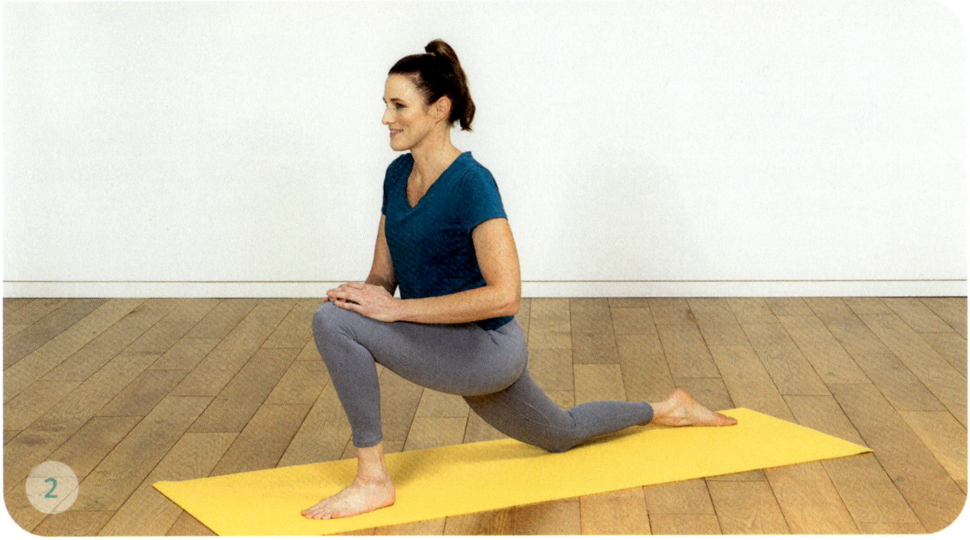
2

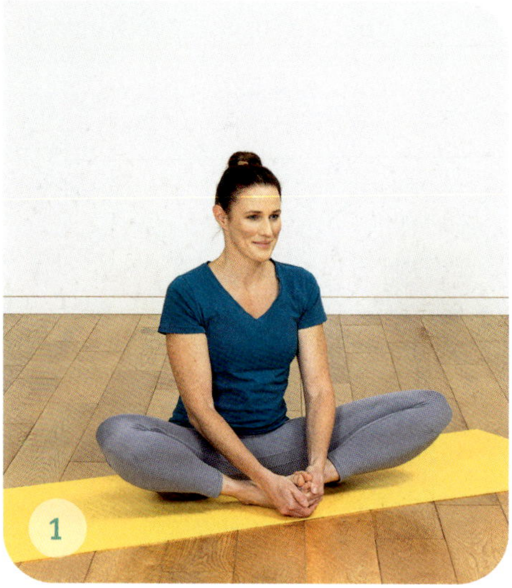

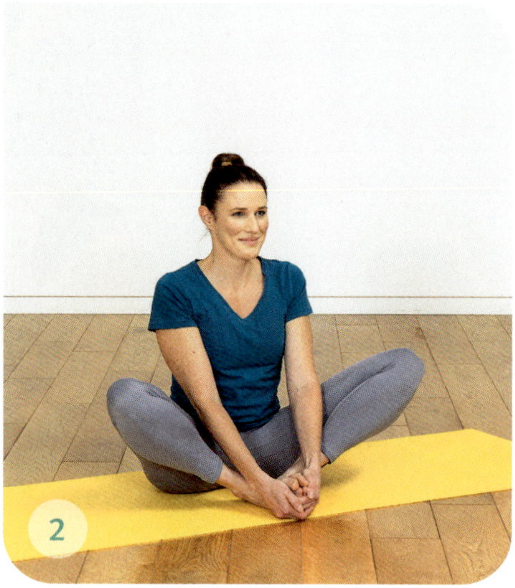

Ringsitz

Ausgangsposition: Setzen Sie sich in einen lockeren Ringsitz und legen Sie die Fußsohlen aneinander. ❶

Bewegung: Heben Sie beide Knie leicht an und federn Sie wieder in die Ausgangsposition zurück. ❷

Therapeutische Tipps: Suchen Sie die angenehmste Sitzposition: Variieren Sie die Haltung des Oberkörpers, lehnen Sie sich nach vorne oder zurück. Sie können den Oberkörper auch anlehnen.

Varianten: Die federnde Bewegung kann mit beiden Beinen gleichzeitig, einseitig oder im Wechsel durchgeführt werden.

Empfohlene Dosierung: 3 × 10–20 Wiederholungen

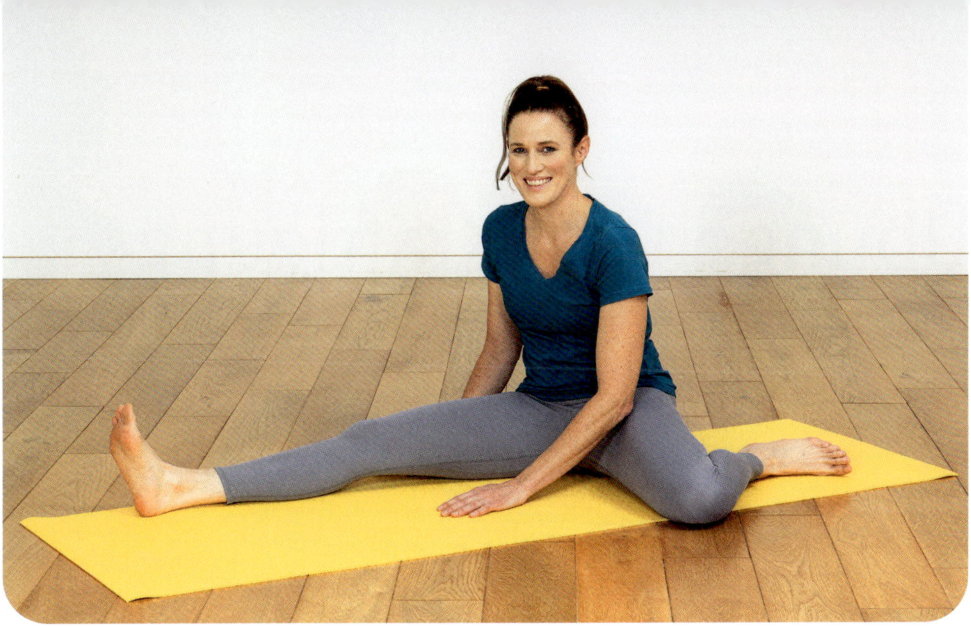

Hürdensitz

Ausgangsposition: Setzen Sie sich in den Langsitz, beide Beine sind nach vorne gestreckt.

Bewegung: Halten Sie das rechten Bein nach vorne gestreckt, während das linke Bein nach hinten angebeugt wird. Die Haltung ähnelt der eines Hürdenläufers im Sprung. Kehren Sie in den Langsitz zurück und beugen Sie nun das rechte Bein nach hinten.

Therapeutische Tipps: Passen Sie die Oberkörperhaltung so an, dass die Sitzposition angenehm ist.

Varianten: Die Bewegung kann zunächst 12-mal mit dem rechten Bein, dann 12-mal mit dem linken durchgeführt werden, oder Sie wechseln nach jeder Bewegung die Seite.

Empfohlene Dosierung: 3 × 12 Wiederholungen mit jeder Seite

Übungen zur Kräftigung

Krafttraining ist Ihr Schlüssel zu Stabilität, Schmerzfreiheit und Lebensqualität – sanft beginnen, gezielt steigern, langfristig profitieren.

Aus medizinischer Sicht ist Krafttraining alternativlos – kein anderes Training bietet so viele positive Effekte für den Körper. Bei Ischiasschmerzen muss es nicht die erste Maßnahme sein, zu Anfang stehen Beweglichkeit, Schmerzlinderung und Entlastung im Vordergrund. Wenn die Symptome aber abklingen, werden gezielte Kräftigungsübungen wichtig. Sie setzen positive Wachstumsreize für die Muskulatur, wodurch erneuten Schmerzepisoden effektiv vorgebeugt wird.

Krafttraining verbessert nicht nur die Leistungsfähigkeit der Muskulatur, sondern auch deren Zusammenspiel: Muskeln arbeiten koordinierter zusammen, Bewegungsabläufe werden flüssiger und kraftvoller. Mit der Zeit baut sich Muskelmasse auf, Bindegewebe, Gelenkknorpel und Knochen werden belastbarer und widerstandsfähiger. Auch die Durchblutung und Sauerstoffversorgung profitieren, was spürbar zu mehr Energie und Vitalität führt.

Darüber hinaus wirkt Krafttraining weit über den Bewegungsapparat hinaus. Es stärkt das Herz-Kreislauf-System und die Atemfähigkeit, wodurch die Sauerstoffaufnahme verbessert wird. Es reguliert Blutdruck, Blutzucker und Blutfettwerte und senkt so das Risiko für Zivilisationskrankheiten wie Diabetes, Osteoporose oder Herz-Kreislauf-Erkrankungen. Gleichzeitig unterstützt es die Gewichtskontrolle, reduziert arthrosebedingte Beschwerden und kann sogar das Risiko für bestimmte Tumorerkrankungen verringern.

Nicht zu unterschätzen sind die Effekte auf Psyche und Wohlbefinden: Regelmäßiges Training steigert das Körperbewusstsein, fördert Selbstwertgefühl, mentale Stärke und Stabilität – und trägt so auch zur Stressbewältigung und zur Reduktion von Ängsten und Depressionen bei. Am Ende profitieren nicht nur Rücken und ISG, sondern Ihr gesamter Körper und Geist: mehr Beweglichkeit, mehr Lebensqualität – und häufig sogar eine gesteigerte Lebenserwartung.

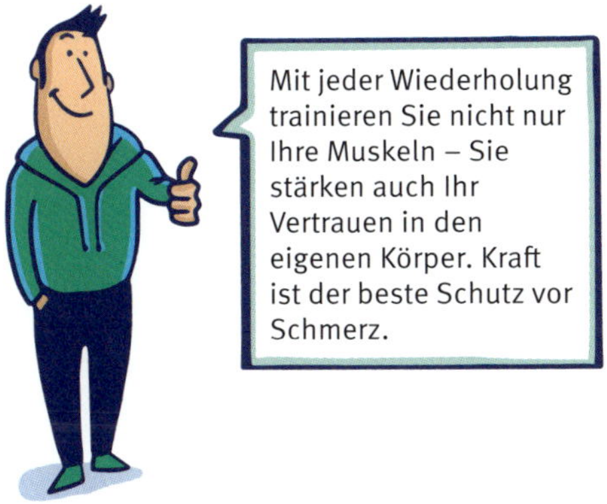

Warum Kräftigung so wichtig ist – die Top 5

- mehr Stabilität für Lendenwirbelsäule und ISG
- belastbarer Rücken und Gelenke
- verbesserte Durchblutung und Sauerstoffversorgung
- Vorbeugung gegen Arthrose, Osteoporose und Diabetes
- mehr Energie, Lebensqualität und mentale Stärke

Rückenstrecker

Ausgangsposition: Stellen Sie sich aufrecht hin. Halten Sie die Enden eines Trainingsbands in beiden Händen und stellen Sie einen Fuß in die Schlaufe. ❶

Bewegung: Halten Sie das Band zu Beginn der Bewegung leicht auf Spannung. Drehen Sie den Oberkörper zur Seite des freien Beines und führen Sie die Schulter sanft nach hinten. Gleichzeitig heben Sie beide Arme nach hinten oben und ziehen das Band in Richtung Decke. ❷ Diese Bewegung wiederholen Sie mehrmals, bevor Sie auf die andere Seite wechseln.

Therapeutische Tipps: Beginnen Sie mit kleinen Drehbewegungen und konzentrieren Sie sich auf die Spannung im Band. Je sicherer die Drehung klappt, desto weiter können Sie den Bewegungsumfang steigern.

Varianten: Verändern Sie die Standbreite: je breiter Sie stehen, desto mehr Widerstand haben Sie gegen die Drehbewegung.

Empfohlene Dosierung: 3 × 8–12 Wiederholungen auf jede Seite

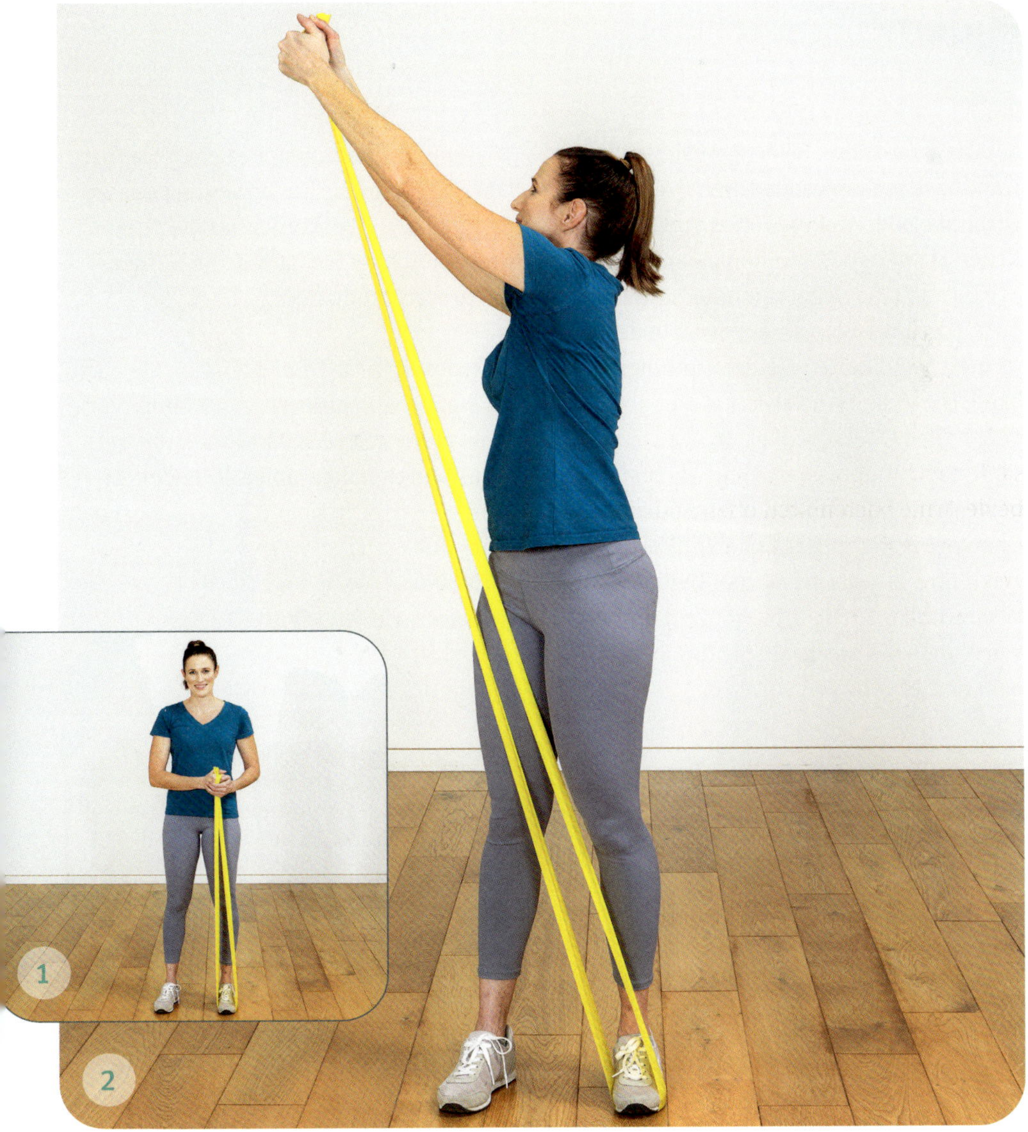

1

2

Rudern

Ausgangsposition: Befestigen Sie ein Trainingsband abrutschsicher an einer Türklinke oder einem Treppengeländer. Gehen Sie in den Einbeinkniestand und polstern ggf. das Knie mit einem Handtuch. Das linke Bein steht vorne, in der rechten Hand halten Sie das Trainingsband. Die linke Hand stützt locker auf dem linken Oberschenkel. ❶

Bewegung: Ziehen Sie das Band zum Oberkörper heran, bis sich der Ellbogen hinter Ihrem Oberkörper befindet. ❷ Wiederholen Sie die Übung mit dem linken Arm, dann wechseln Sie das Standbein und es geht von vorn los.

Therapeutische Tipps: Beziehen Sie Ihren Oberkörper in die Zugbewegung ein, indem Sie den Oberkörper auf die Zugseite drehen. Achten Sie darauf, die Körpermitte stabil zu halten.

Varianten: Diese Übung können Sie auch im Stehen durchführen. Als weitere Variante können Sie das Band auch mit beiden Händen halten und mit beiden Armen gleichzeitig ziehen.

Empfohlene Dosierung: 3 × 8–12 Wiederholungen auf jede Seite

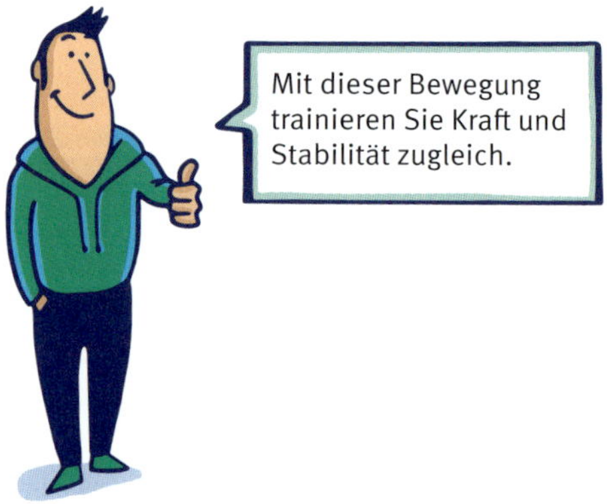

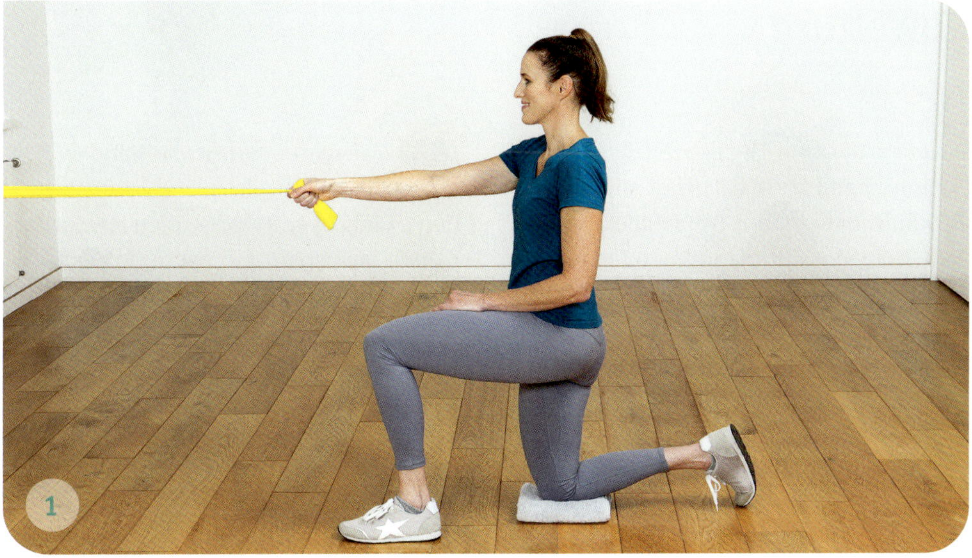
1

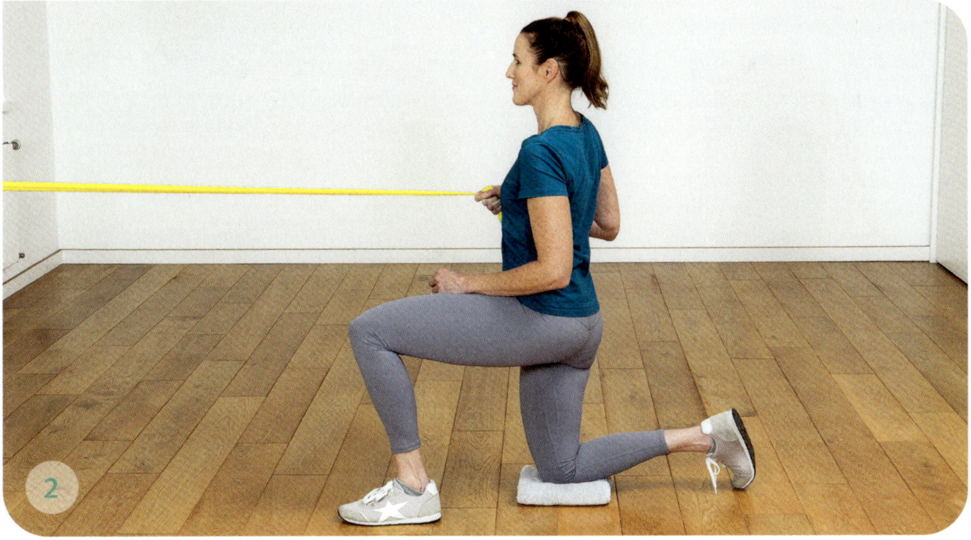
2

Powerturn

Ausgangsposition: Befestigen Sie ein Trainingsband abrutschsicher an einer Türklinke oder einem Treppengeländer. Stellen Sie sich aufrecht hin und halten Sie das Trainingsband mit beiden Händen vor dem Oberkörper: das Band ist dabei gespannt und Sie stehen im rechten Winkel zum Befestigungspunkt. ❶ Den Widerstand können Sie durch den Abstand zur Tür verändern: Je weiter weg Sie stehen, desto anstrengender wird es.

Bewegung: Drehen Sie die Arme zum Befestigungspunkt des Bandes. Dabei sollte das Band gespannt bleiben, die Arme sind gestreckt und der Oberkörper bleibt stabil. ❷ Danach ziehen Sie das Band wieder in die Ausgangsposition zurück vor den Oberkörper. Wiederholen Sie die Übung mehrmals und wechseln Sie dann die Seite.

Therapeutische Tipps: Das Band sollte während der gesamten Bewegung unter Spannung bleiben.

Varianten: Spielen Sie mit der Bewegungsgeschwindigkeit und der Bewegungsgröße der Drehung.

Empfohlene Dosierung: 3 × 8–12 Wiederholungen auf jede Seite

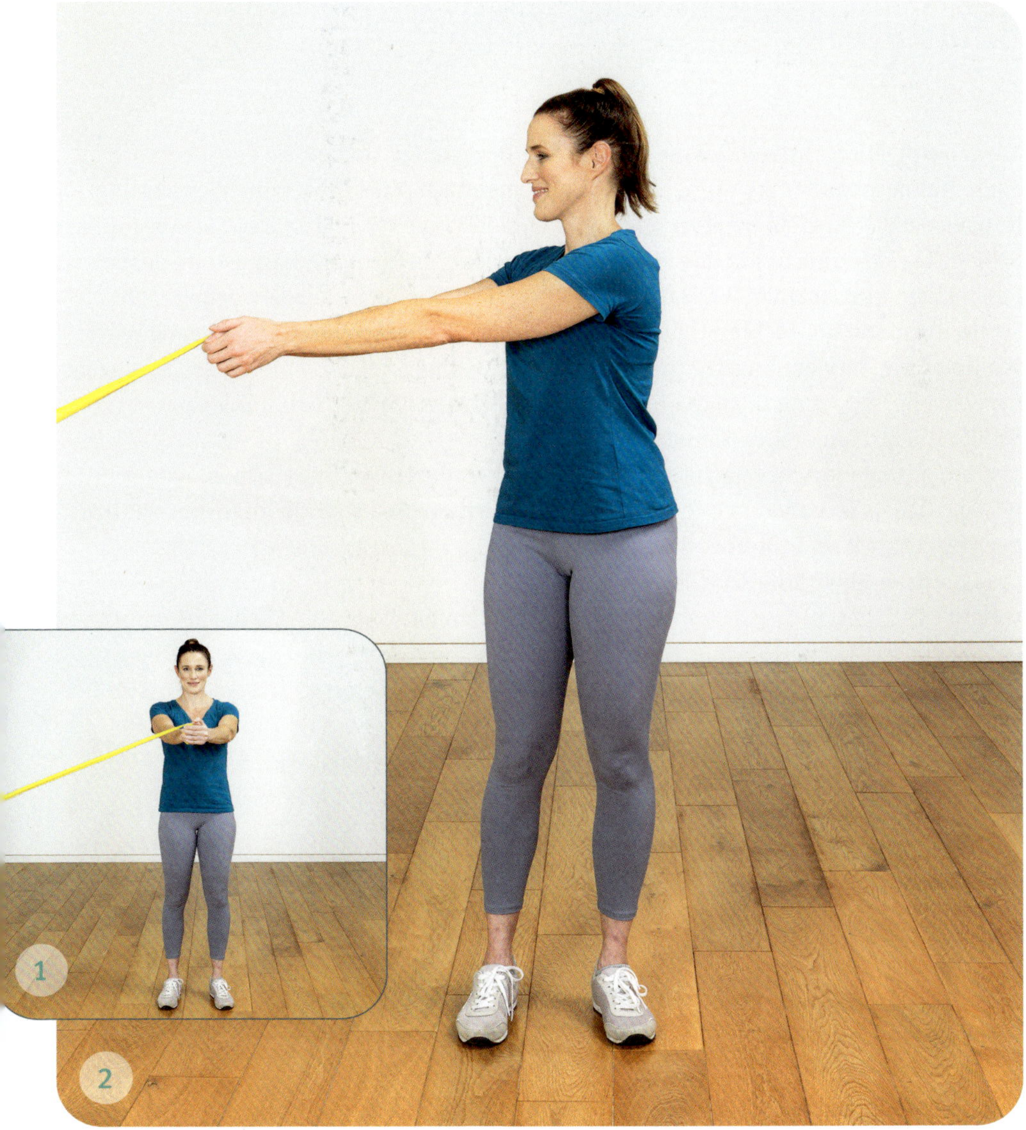
1
2

Smarty

Ausgangsposition: Knoten Sie die Enden eines Trainingsbandes zusammen und befestigen Sie das Band an der Türklinke. Stellen Sie sich aufrecht hin, die Füße stehen hüftbreit nebeneinander. Halten Sie das Band mit der rechten Hand und schlüpfen Sie mit dem linken Arm durch die Schlaufe, sodass diese an der linken Schulter liegt. Nun drehen Sie sich einmal um die eigene Achse nach rechts und wickeln dabei das Band um den Oberkörper. Der rechte Arm geht über das Band, sodass es zwischen Arm und Oberkörper verläuft. ❶

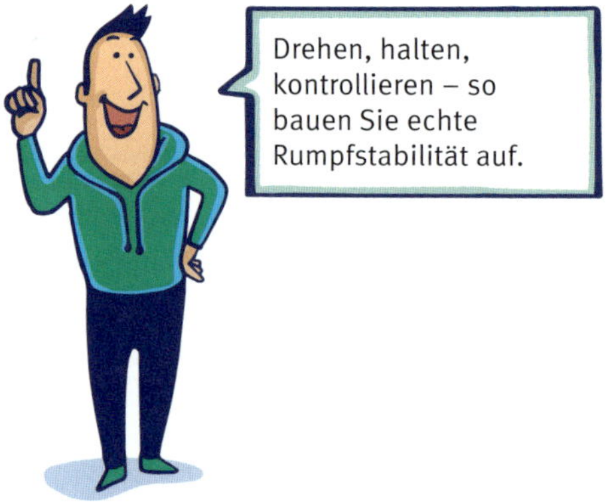

Bewegung: Drehen Sie den Oberkörper nach rechts gegen die Zugrichtung des Bandes ❷ und kehren Sie kontrolliert wieder in die Ausgangsposition zurück. Wiederholen Sie die Bewegung mehrfach. Nach dem ersten Durchgang wird die Übung auf der anderen Seite gemacht (Band um rechte Schulter legen).

Therapeutische Tipps: Durch eine Schrittposition lässt sich die Intensität der Drehung variieren.

Varianten: Variieren Sie die Bewegungsgeschwindigkeit und die Bewegungsgröße der Drehung.

Empfohlene Dosierung: 3 × 12–15 Wiederholungen auf jeder Seite

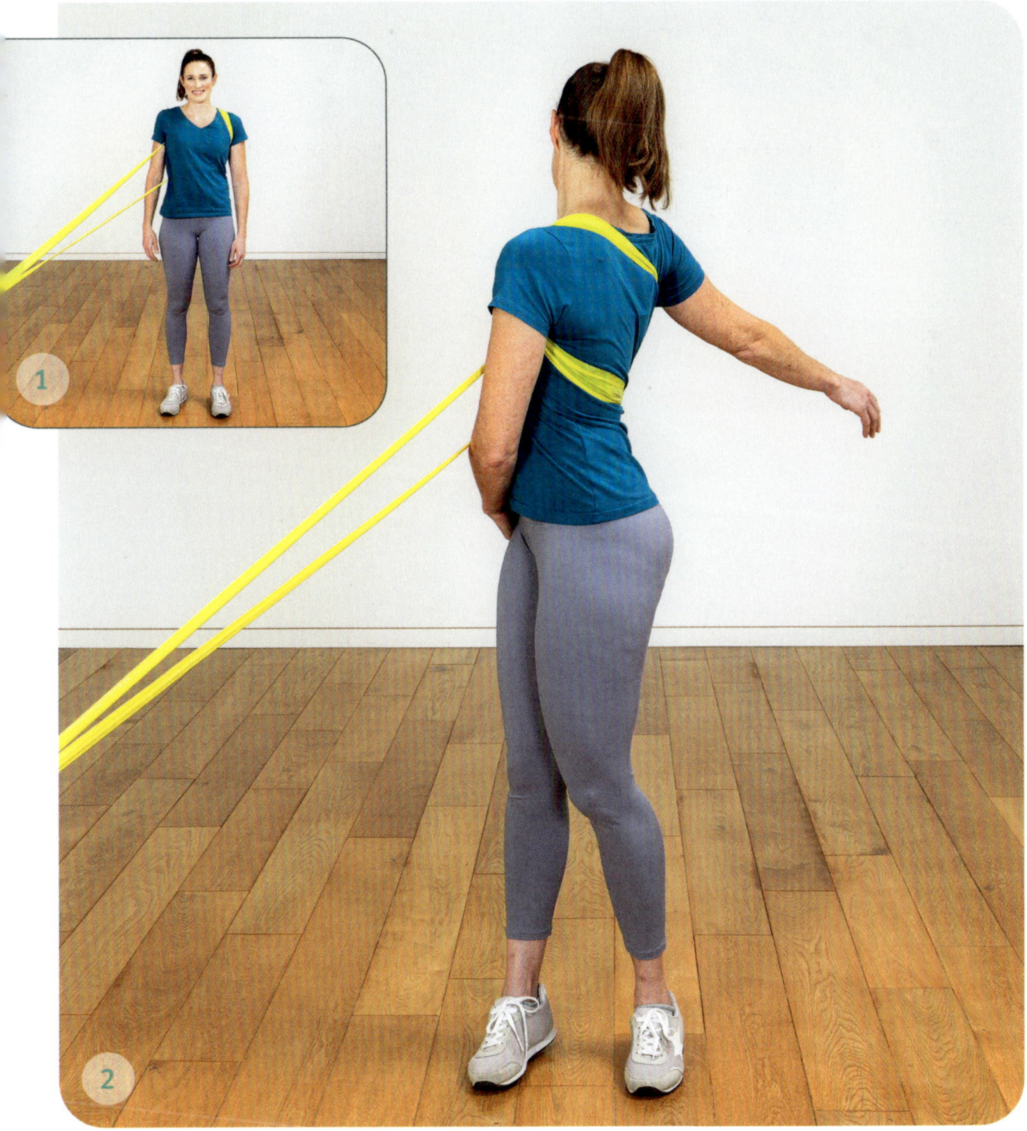

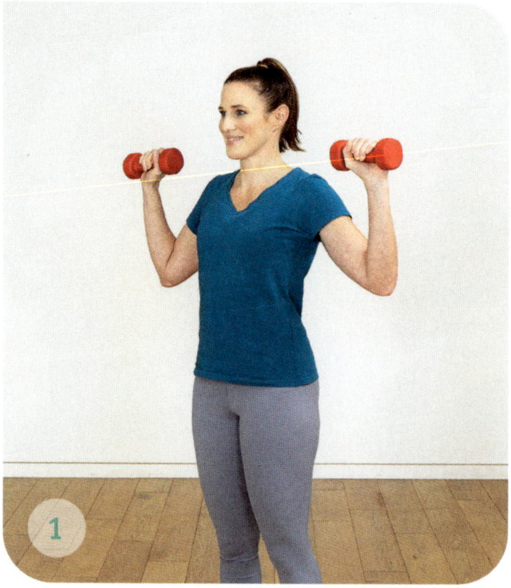

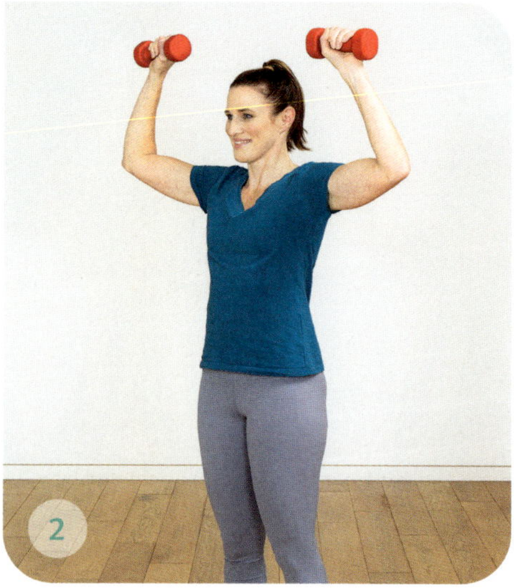

Schulterdrücken

Ausgangsposition: Stellen Sie sich aufrecht hin und halten Sie zwei Hanteln (2–5 kg) mit angewinkelten Armen auf Schulterhöhe. ❶

Bewegung: Strecken Sie beide Arme nach oben und heben Sie die Hanteln an. ❷

Therapeutische Tipps: Die Ellbogen müssen nicht vollständig gestreckt werden.

Varianten: Sie können die Übung wahlweise mit beiden Armen gleichzeitig oder abwechselnd rechts und links durchführen.

Empfohlene Dosierung: 3 × 12–15 Wiederholungen

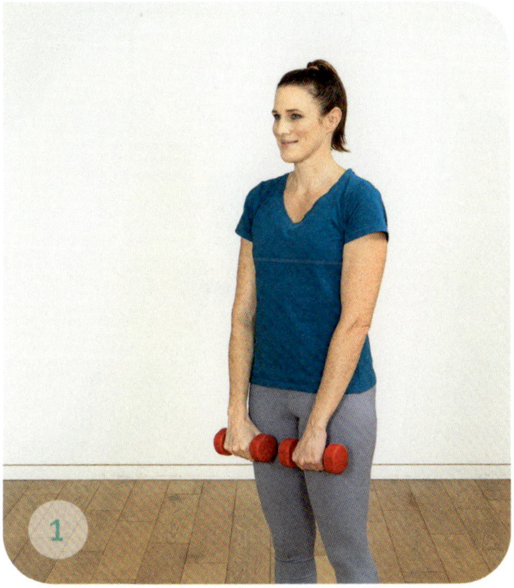

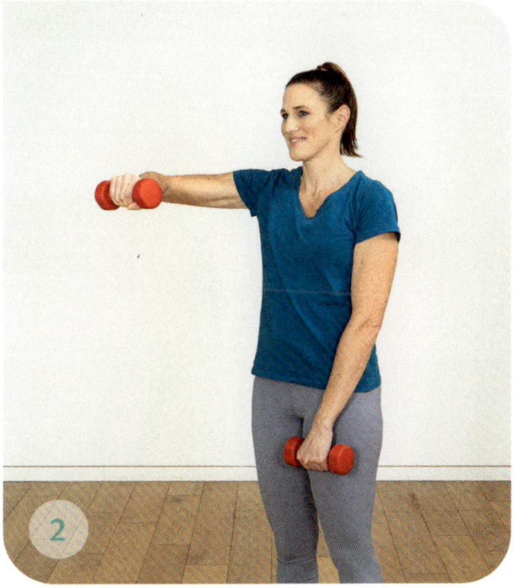

Frontheben

Ausgangsposition: Stellen Sie sich aufrecht hin und halten Sie zwei Hanteln (2–5 kg) vor dem Becken. ❶

Bewegung: Heben Sie abwechselnd die Arme an, bis sich die Hantel etwa auf Schulterhöhe befindet. ❷

Therapeutische Tipps: Variieren Sie die Bewegungsgeschwindigkeit und die Bewegungsgröße.

Varianten: Führen Sie die Bewegung auch mit beiden Armen gleichzeitig aus.

Empfohlene Dosierung: 3 × 12–15 Wiederholungen mit jedem Arm

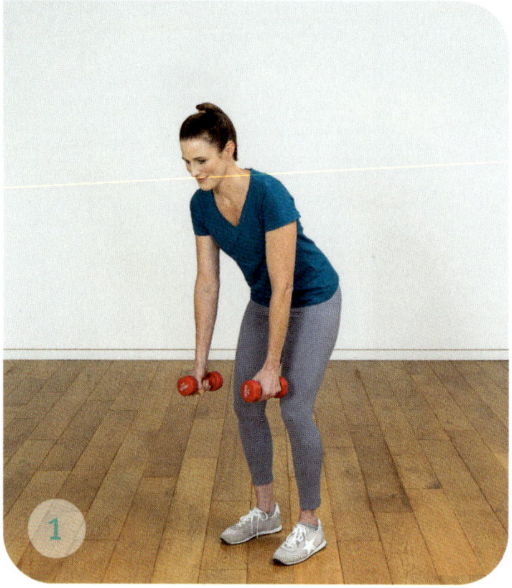

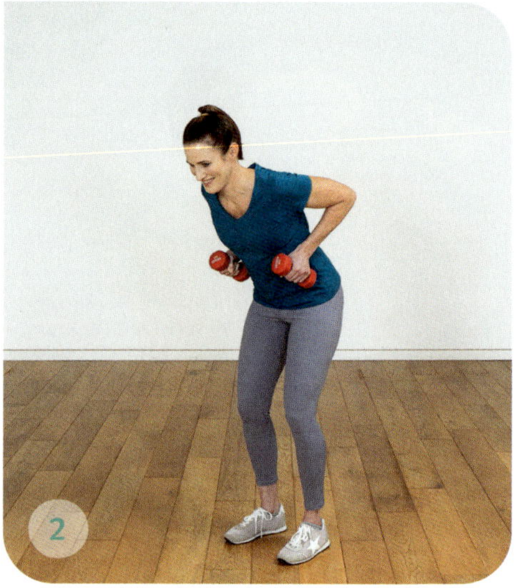

Vorgebeugtes Rudern

Ausgangsposition: Gehen Sie in einen vorgebeugten Stand und halten Sie zwei Hanteln mit gestreckten Armen vor dem Körper. ❶

Bewegung: Ziehen Sie die Hanteln seitlich am Oberkörper vorbei nach hinten, bis die Arme gestreckt hinter dem Körper sind. ❷ Senken Sie die Arme dann kontrolliert wieder in die Ausgangsposition.

Therapeutische Tipps: Achten Sie auf eine stabile Rumpfhaltung und vermeiden Sie, ins Hohlkreuz zu fallen. Führen Sie die Bewegung langsam und kontrolliert aus.

Varianten: Variieren Sie die Bewegungsgeschwindigkeit, um gezielt unterschiedliche Reize zu setzen.

Empfohlene Dosierung: 3 × 12–15 Wiederholungen

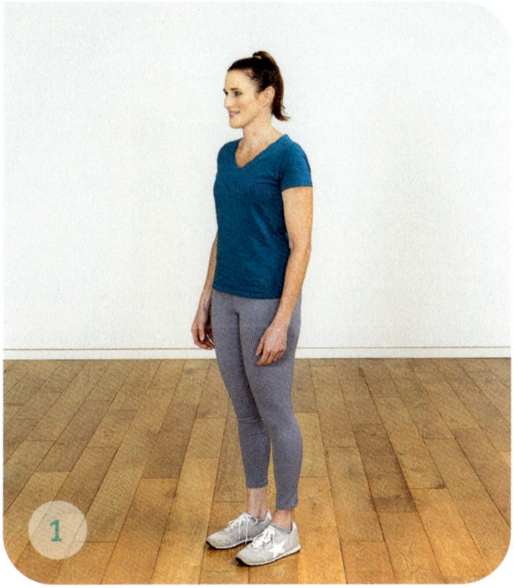

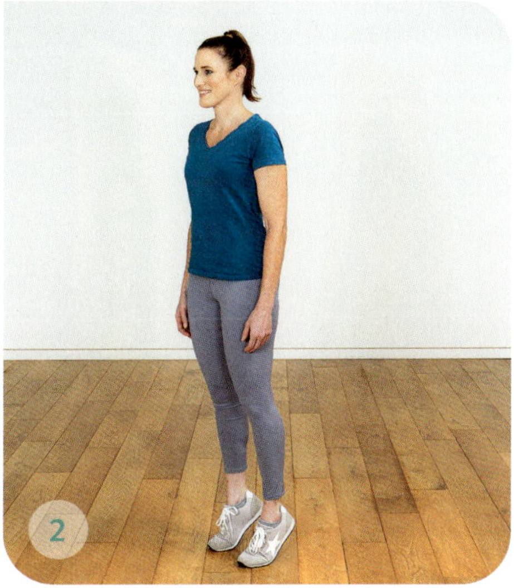

Zehenstand

Ausgangsposition: Stellen Sie sich aufrecht hin, die Füße stehen etwa hüftbreit auseinander. ❶

Bewegung: Heben Sie mit gestreckten Knien die Fersen an und drücken Sie sich in den Zehenstand. ❷ Senken Sie dann die Fersen langsam und kontrolliert wieder ab.

Therapeutische Tipps: Anfangs können Sie sich mit den Händen abstützen, um das Gleichgewicht zu erleichtern.

Varianten: Verändern Sie die Fußstellung: Stellen Sie die Füße enger oder weiter auseinander, oder drehen Sie die Fersen nach innen oder außen.

Empfohlene Dosierung: 3 × 12–15 Wiederholungen auf jede Seite

Sprinter

Ausgangsposition: Stellen Sie sich aufrecht hin und stützen Sie sich mit beiden Händen an einer Wand oder Tür ab.

Bewegung: Heben Sie im schnellen Wechsel abwechselnd die Beine an und bringen Sie dabei die Knie vor den Körper. Spielen Sie mit der Hubhöhe und finden Sie heraus, wie weit Sie die Knie symptomfrei oder mit nur geringen Beschwerden anheben können – das ist Ihre aktuelle Bewegungsgröße.

Therapeutische Tipps: Nehmen Sie die Lendenwirbelsäule bewusst mit in die Bewegung und lassen Sie Ihren Rücken beim Anheben des Beines rund werden. Diese zusätzliche Bewegung und Mobilisierung kann lokale Schmerzen reduzieren.

Varianten: Verändern Sie den Abstand der Füße zur Wand sowie die Standbreite, um Ihre Wohlfühlposition zu finden.

Empfohlene Dosierung: 3 × 15–20 Wiederholungen

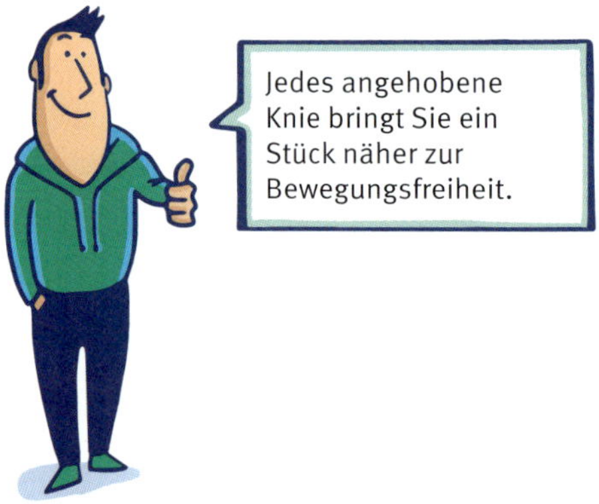

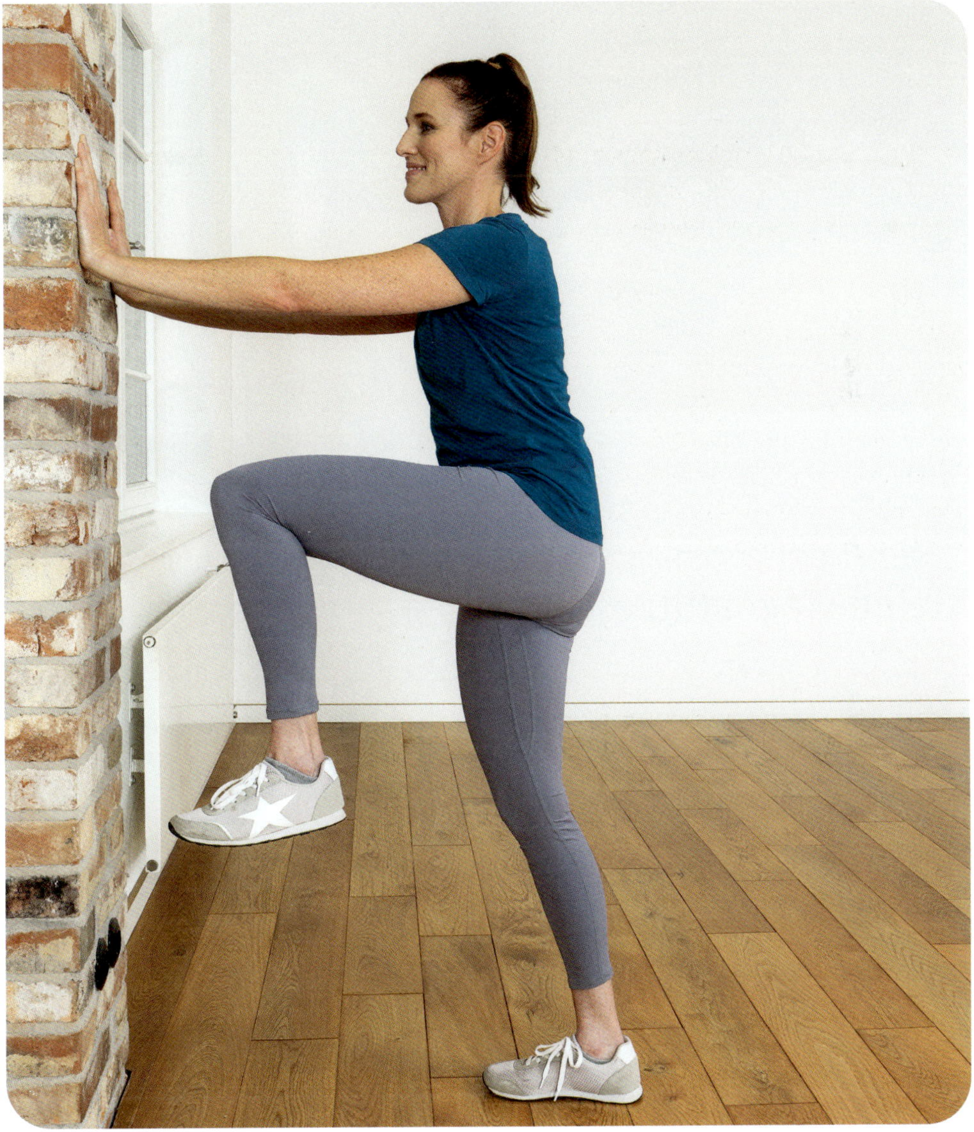

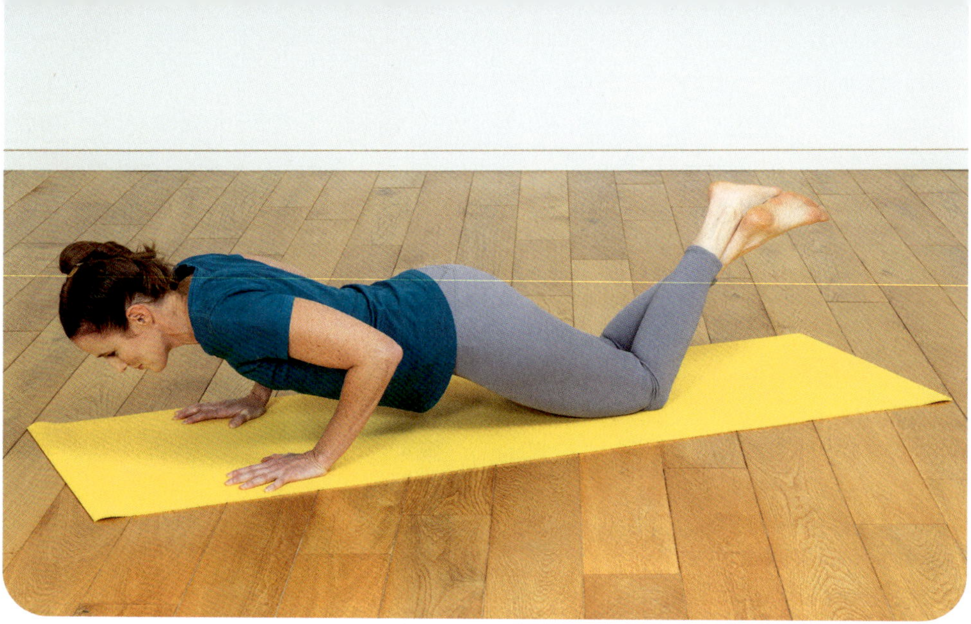

Kleine Liegestütze

Ausgangsposition: Gehen Sie in den Vierfüßlerstand und setzen Sie die Knie etwas weiter nach hinten. Die Hände bleiben unter den Schultern.

Bewegung: Lassen Sie den Oberkörper durch Beugen der Arme bis knapp vor den Boden absinken und drücken Sie sich wieder in die Ausgangsposition hoch.

Therapeutische Tipps: Je größer der Abstand zwischen Knien und Händen, desto mehr Kraft benötigen Sie. Stehen Knie und Hände näher beieinander, wird die Übung leichter.

Varianten: Positionieren Sie die Hände mal breiter, mal enger zusammen.

Empfohlene Dosierung: 3 × 8–10 Wiederholungen

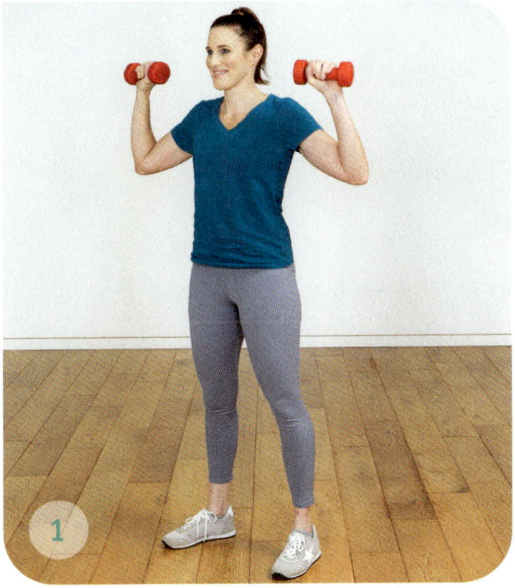

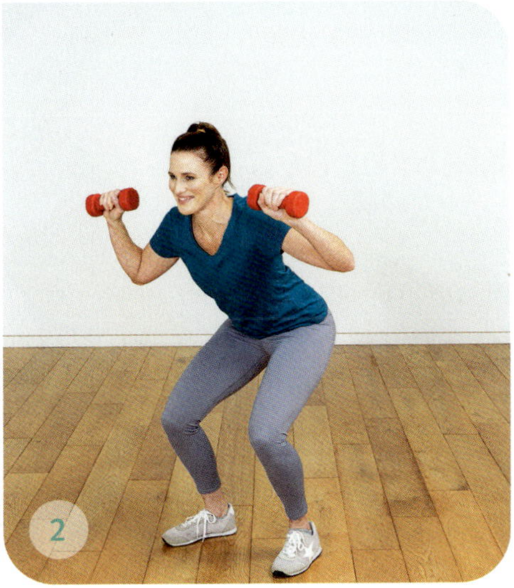

Kniebeuge

Ausgangsposition: Stellen Sie die Füße beckenbreit auf und halten Sie zwei Hanteln (2–5 kg) auf Schulterhöhe. ❶

Bewegung: Gehen Sie in die Hocke und drücken Sie sich wieder nach oben. Während der Kniebeuge bleiben die Hanteln auf Schulterhöhe. ❷

Therapeutische Tipps: Je tiefer Sie in die Knie gehen, desto mehr Kraft kostet diese Übung. Beginnen Sie mit einer kleineren Bewegungsgröße und steigern Sie sich nach und nach.

Varianten: Verändern Sie die Standbreite, um unterschiedliche Muskelreize zu setzen.

Empfohlene Dosierung: 3 × 12–15 Wiederholungen

Kreuzheben

Ausgangsposition: Stellen Sie sich aufrecht hin und halten Sie zwei Hanteln (2–5 kg) vor dem Becken.

Bewegung: Beugen Sie die Knie leicht, neigen Sie Ihren gestreckten Oberkörper nach vorne unten und richten sich dann wieder auf. Dabei werden die Hanteln kontrolliert senkrecht nach unten geführt und mit dem Aufrichten wieder angehoben. Die Arme bleiben gestreckt.

Therapeutische Tipps: Spannen Sie bewusst Oberschenkel- und Gesäßmuskeln an, um die Bewegung zu kontrollieren.

Varianten: Verändern Sie das Bewegungstempo oder die Standbreite und spüren Sie nach, wie dies die Belastung verändert.

Empfohlene Dosierung: 3 × 12–15 Wiederholungen

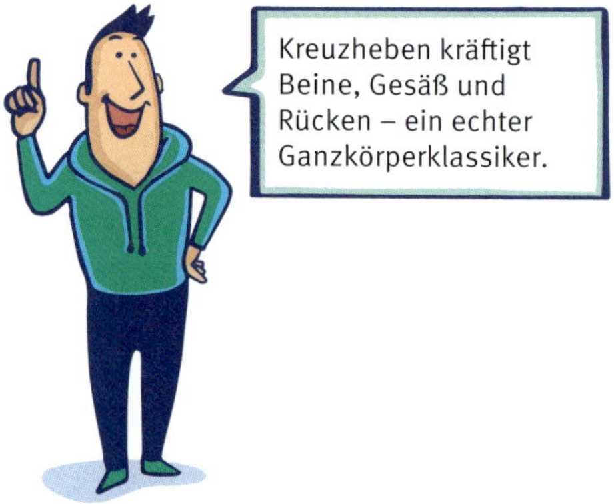

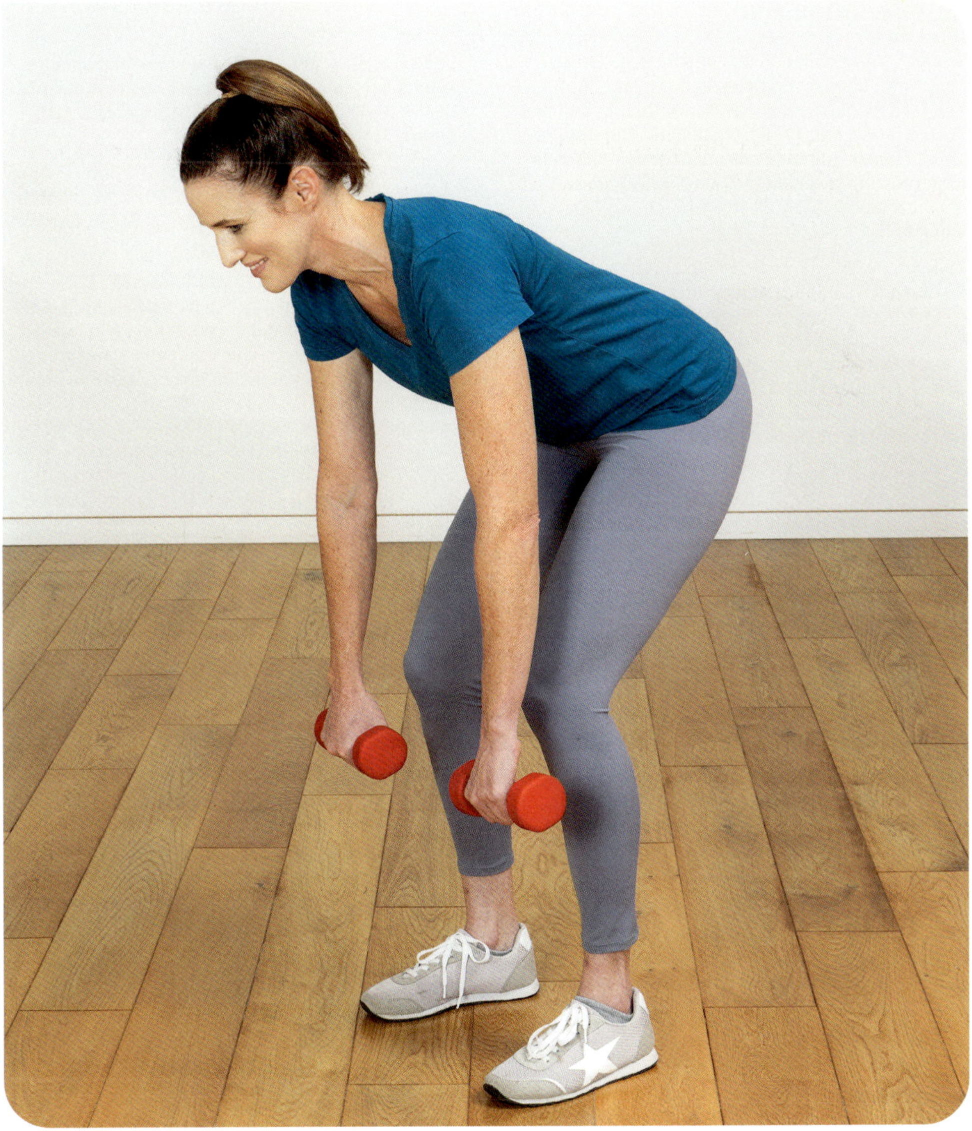

Quellenangaben

Brinjikji, W., Luetmer, P. H., Comstock, B., Bresnahan, B. W., Chen, L. E., Deyo, R. A., Halabi, S., Turner, J. A., Avins, A. L., James, K., Wald, J. T., Kallmes, D. F., & Jarvik, J. G. (2015). Systematic literature review of imaging features of spinal degeneration in asymptomatic populations. AJNR. American journal of neuroradiology, 36(4), 811–816. doi.org/10.3174/ajnr.A4173

Bull, F. C., Al-Ansari, S. S., Biddle, S., Borodulin, K., Buman, M. P., Cardon, G., Carty, C., Chaput, J. P., Chastin, S., Chou, R., Dempsey, P. C., DiPietro, L., Ekelund, U., Firth, J., Friedenreich, C. M., Garcia, L., Gichu, M., Jago, R., Katzmarzyk, P. T., Lambert, E., Willumsen, J. F. (2020). World Health Organization 2020 guidelines on physical activity and sedentary behaviour. British journal of sports medicine, 54(24), 1451–1462. doi.org/10.1136/bjsports-2020-102955

Bundesärztekammer (BÄK), Kassenärztliche Bundesvereinigung (KBV), Arbeitsgemeinschaft der Wissenschaftlichen Medizinischen Fachgesellschaften (AWMF). Nationale VersorgungsLeitlinie Nicht-spezifischer Kreuzschmerz – Langfassung, 2. Auflage. Version 1. 2017. DOI: 10.6101/AZQ/000353. www.kreuzschmerz.versorgungsleitlinien.de.

Huang, R., Ning, J., Chuter, V. H., Taylor, J. B., Christophe, D., Meng, Z., Xu, Y., & Jiang, L. (2020). Exercise alone and exercise combined with education both prevent episodes of low back pain and related absenteeism: systematic review and network meta-analysis of randomised controlled trials (RCTs) aimed at preventing back pain. British journal of sports medicine, 54(13), 766–770. doi.org/10.1136/bjsports-2018-100035

Meade, L. B., Bearne, L. M., Sweeney, L. H., Alageel, S. H., & Godfrey, E. L. (2019). Behaviour change techniques associated with adherence to prescribed exercise in patients with persistent musculoskeletal pain: Systematic review. British journal of health psychology, 24(1), 10–30. doi.org/10.1111/bjhp.12324

Nationale Versorgungsleitlinie Kreuzschmerz: www.awmf.org/leitlinien/detail/ll/nvl-007.html (abgerufen 12.07.2025)

Oliveira, C. B., Maher, C. G., Pinto, R. Z., Traeger, A. C., Lin, C. C., Chenot, J. F., van Tulder, M., & Koes, B. W. (2018). Clinical practice guidelines for the management of non-specific low back pain in primary care: an updated overview. European spine journal: official publication of the European Spine Society, the European Spinal Deformity Society, and the European Section of the Cervical Spine Research Society, 27(11), 2791–2803. doi.org/10.1007/s00586-018-5673-2

O'Sullivan, P. B., Caneiro, J. P., O'Sullivan, K., Lin, I., Bunzli, S., Wernli, K., & O'Keeffe, M. (2020). Back to basics: 10 facts every person should know about back pain. British journal of sports medicine, 54(12), 698–699. doi.org/10.1136/bjsports-2019-101611

Owen, P. J., Miller, C. T., Mundell, N. L., Verswijveren, S. J. J. M., Tagliaferri, S. D., Brisby, H., Bowe, S. J., & Belavy, D. L. (2020). Which specific modes of exercise training are most effective for treating low back pain? Network meta-analysis. British journal of sports medicine, 54(21), 1279–1287. doi.org/10.1136/bjsports-2019-100886

Parker, R., Bergman, E., Mntambo, A., Stubbs, S., & Wills, M. (2017). Levels of physical activity in people with chronic pain. The South African journal of physiotherapy, 73(1), 323. doi.org/10.4102/sajp.v73i1.323

Stichwortverzeichnis

Bibliografische Information der Deutschen Nationalbibliothek:
Die Deutsche Nationalbibliothek verzeichnet diese Publikation in der Deutschen Nationalbibliografie; detaillierte bibliografische Daten sind im Internet über dnb.d-nb.de abrufbar.

Programmplanung: Celestina Filbrandt
Projektmanagement: Sabine Alvarado
Redaktion: Julia Jochim
Bildredaktion: Marie Crämer
Covergestaltung: © Thieme
Layout: CYCLUS · Visuelle Kommunikation, Stuttgart

Bildnachweis:
Covermotiv und Bild S. 3: © H. Münch/Thieme
Autorenfoto und Fotos im Innenteil: © H. Münch/Thieme
Zeichnungen: Susi Schaaf, Bellheim
Die abgebildeten Personen haben in keiner Weise etwas mit dem Thema zu tun.

1. Auflage 2026

TRIAS Verlag in Georg Thieme Verlag KG
Oswald-Hesse-Straße 50, 70469 Stuttgart

Satz und Repro: Medienservice Frauchiger, Kumhausen
Druck: AZ Druck und Datentechnik GmbH, Kempten.

Gedruckt auf chlorfrei gebleichtem Papier
Printed in Germany

ISBN 978-3-432-12176-5
eISBN (ePub) 978-3-432-12177-2

1 2 3 4 5 6

MIX
Papier | Fördert gute Waldnutzung
FSC® C008457